#dkkontrovers

Sollten wir alle vegan leben?

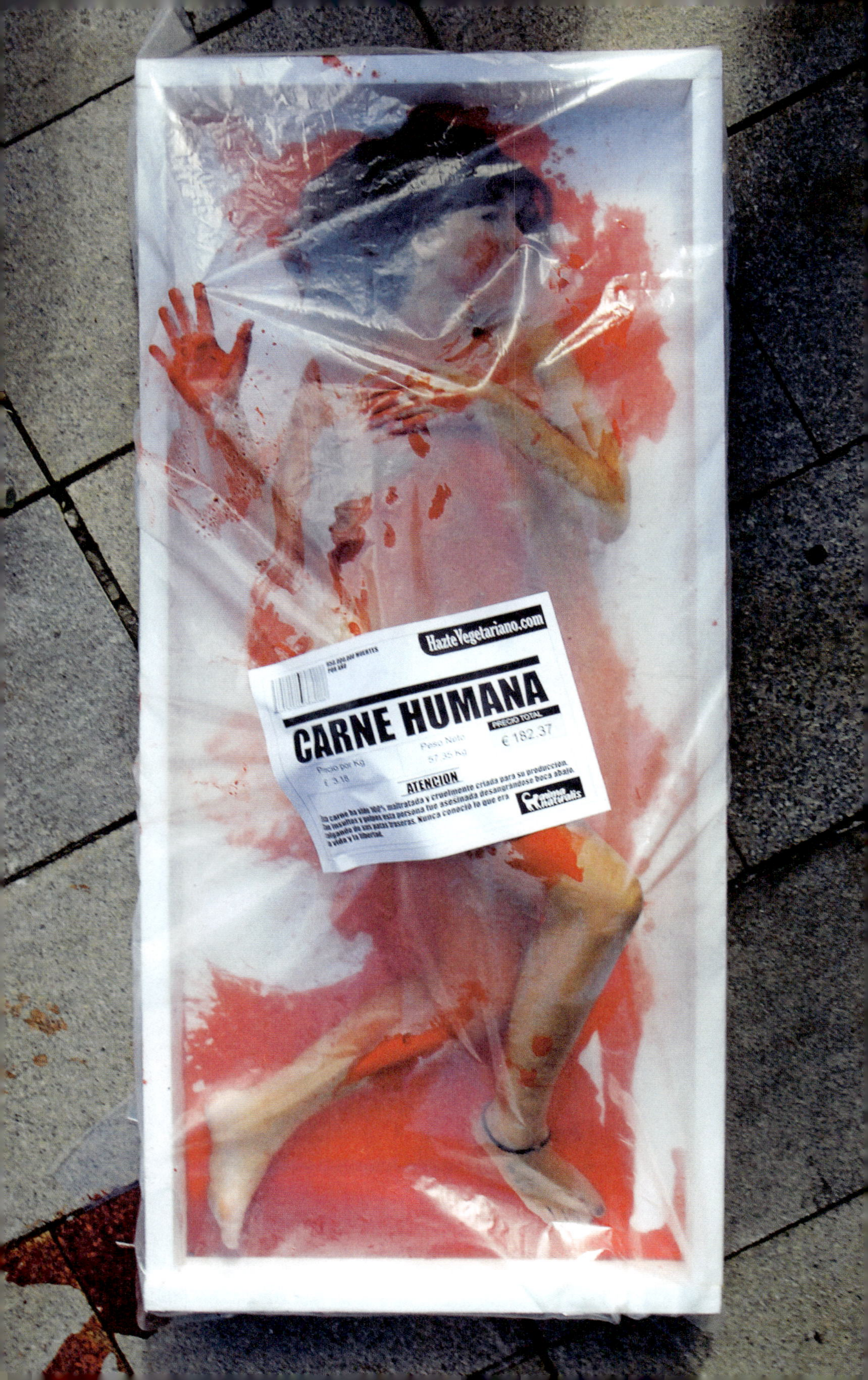
HazteVegetariano.com
CARNE HUMANA
PRECIO TOTAL
€ 182.37
Peso Neto
57.35 Kg
Precio por Kg
€ 3.18
ATENCION

#dkkontrovers

Molly Watson

Sollten wir alle vegan leben?

Große Fragen des 21. Jahrhunderts

Über 180 Abbildungen

DK

Herausgeber:
Matthew Taylor

Inhalt

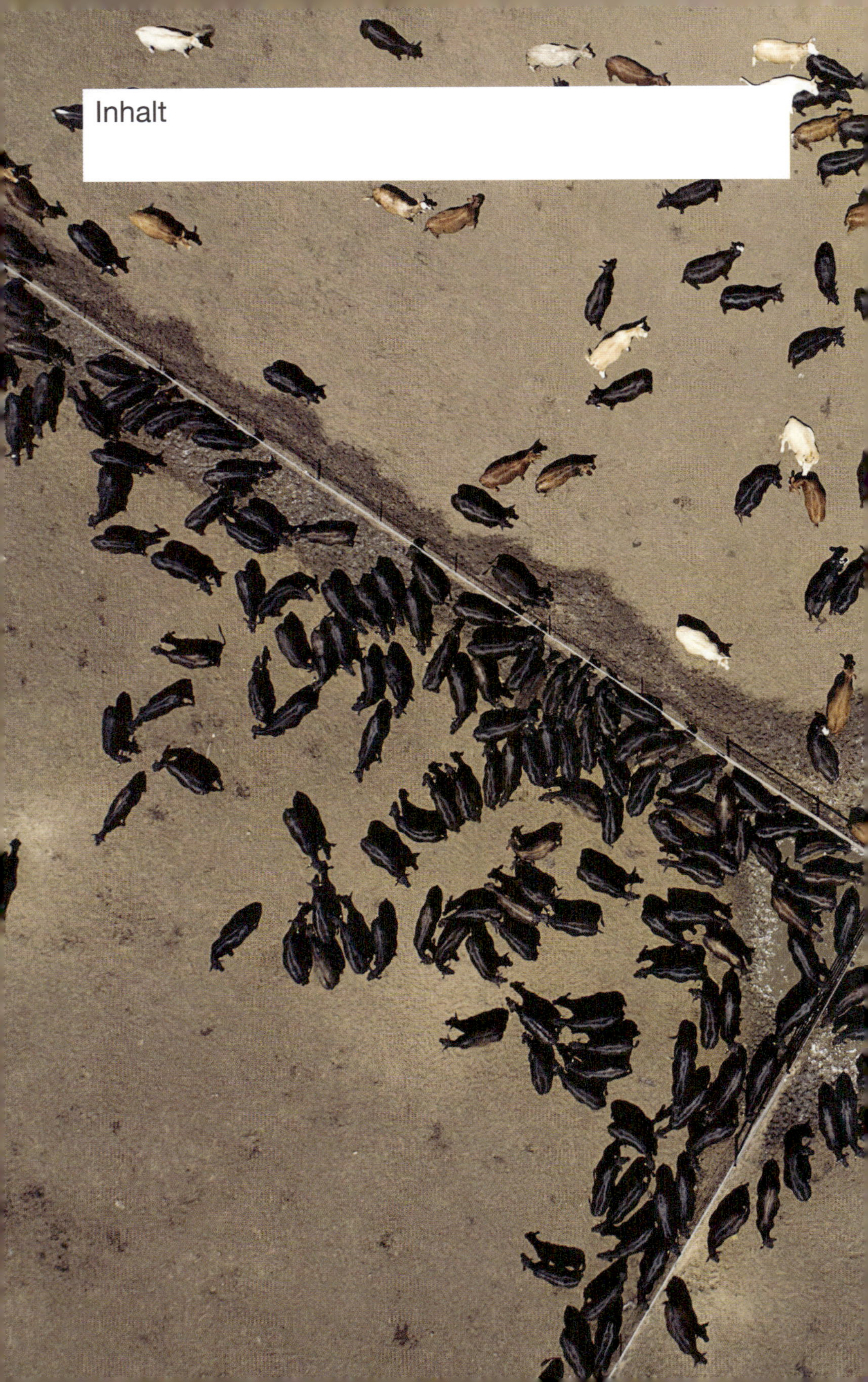

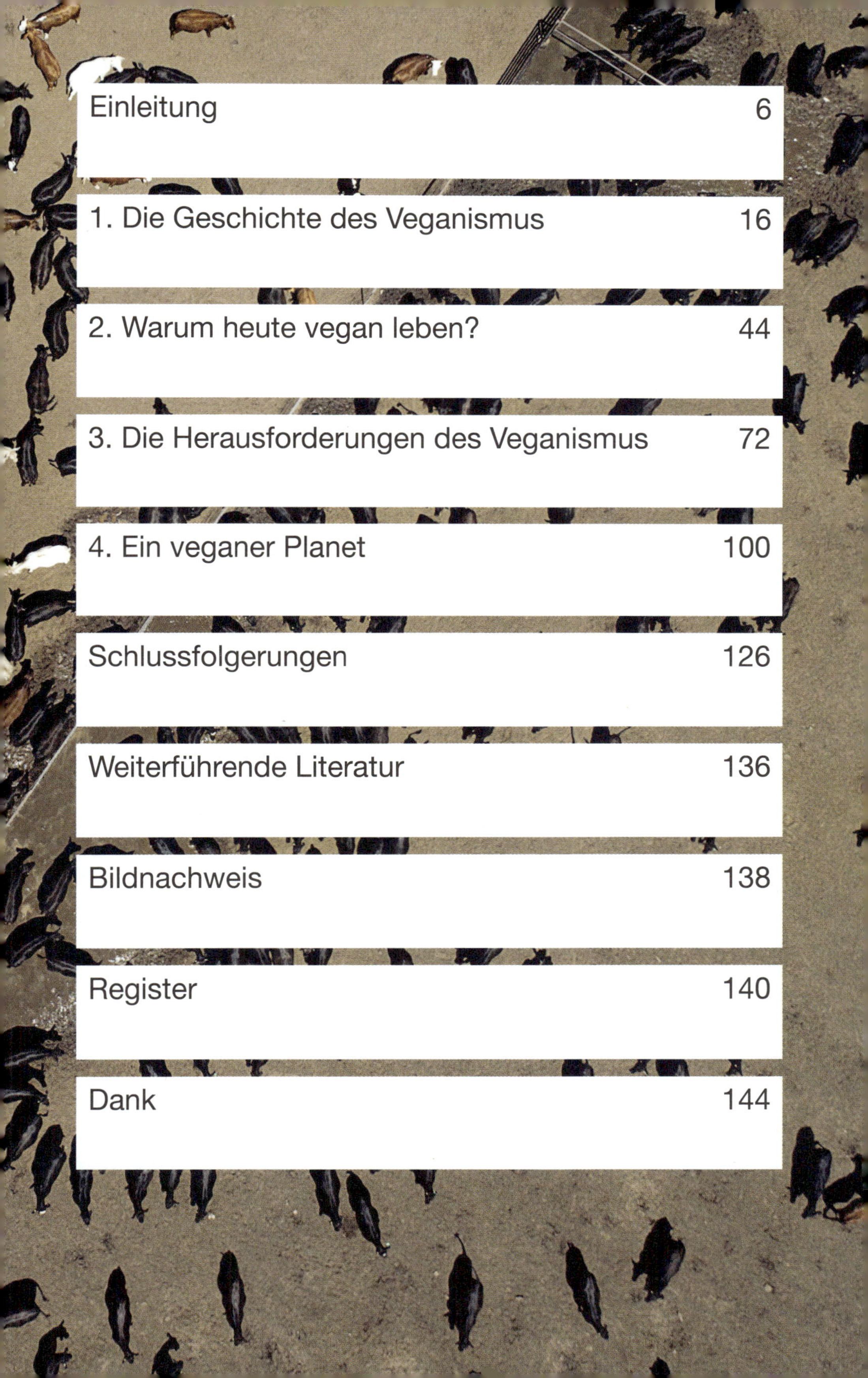

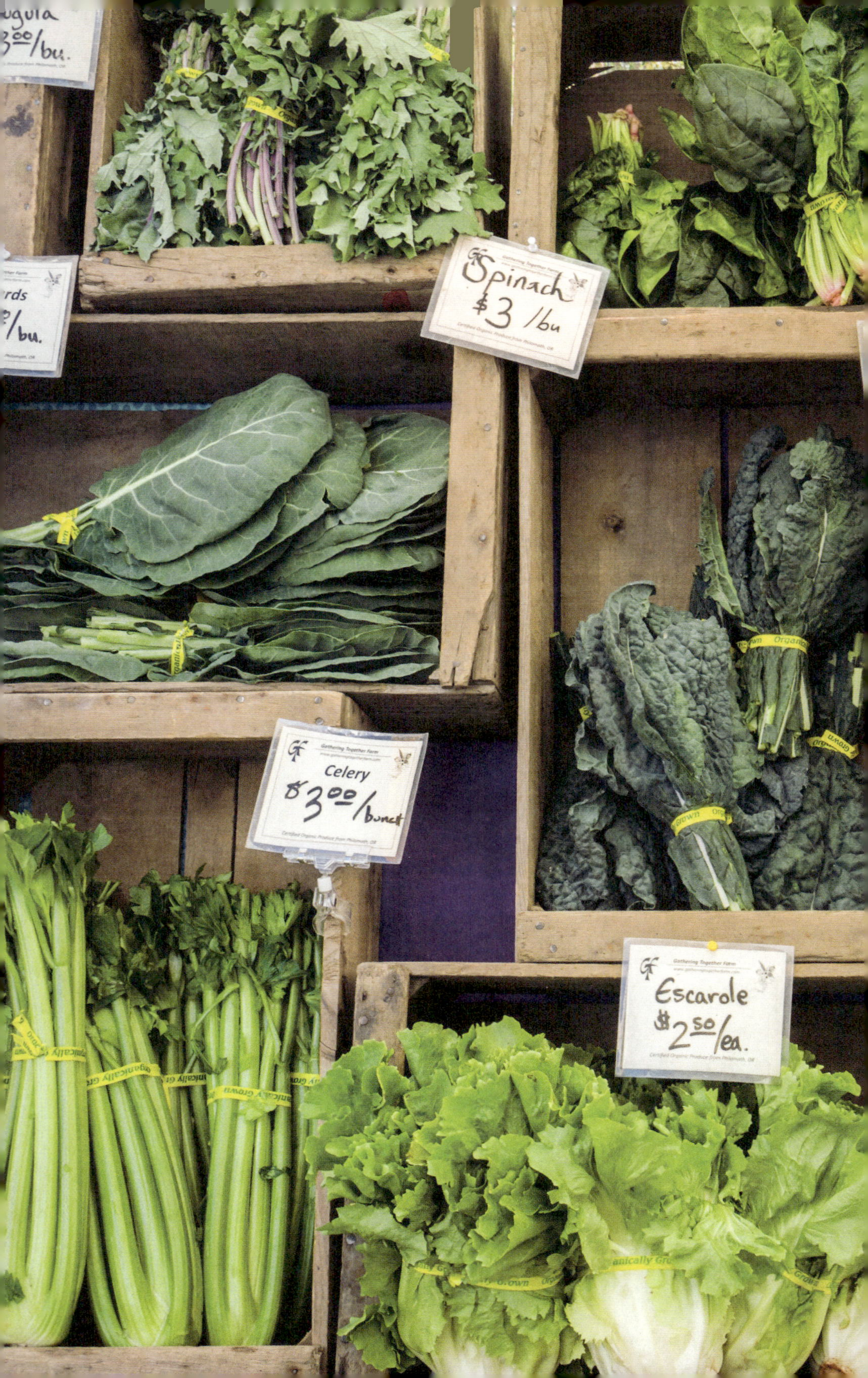
Spinach
$3 /bu
Celery
$3.00/bunch
Escarole
$2.50/ea.

Einleitung

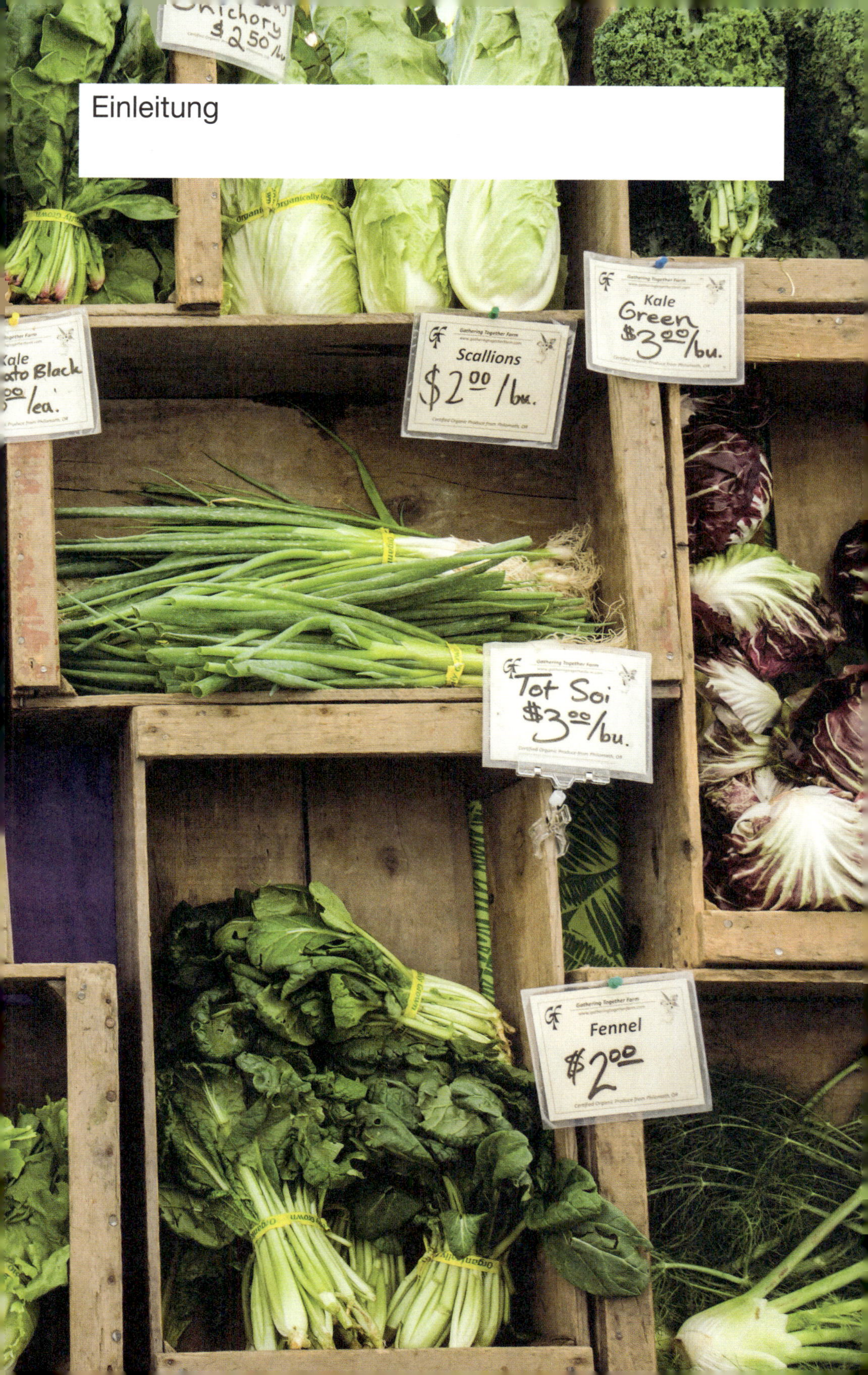

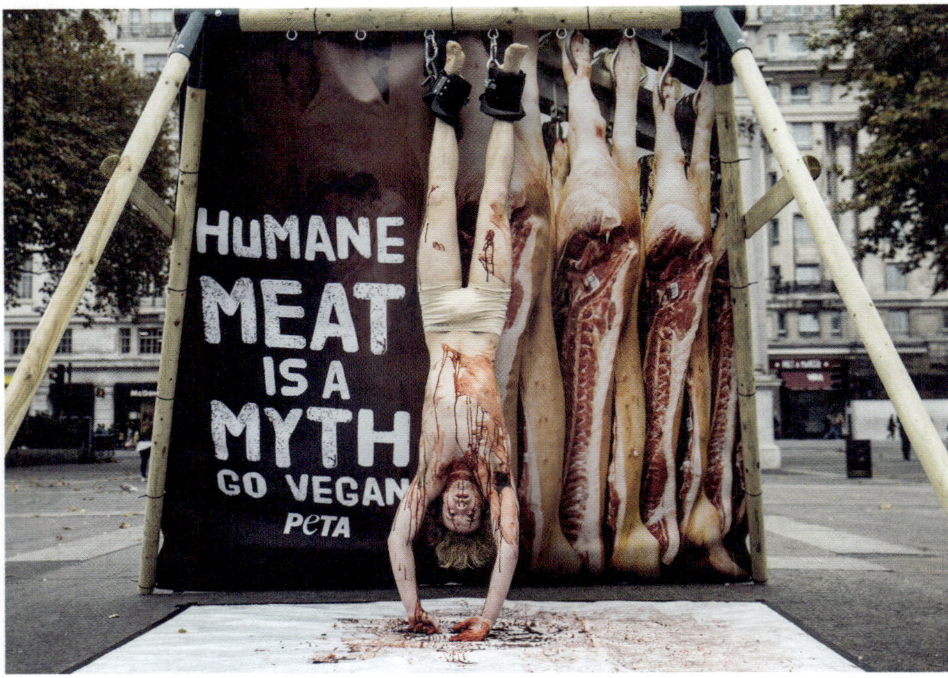

A

Ernährungstrends kommen und gehen. Der Veganismus aber hat über Jahrzehnte Anhänger gewonnen, ehe er im 21. Jh. populär wurde. Ist veganes Essen die Lösung für alle Umweltprobleme? Können Menschen sich ausschließlich von Pflanzen ernähren? Wie würde ein veganer Planet aussehen?

A PETA-Aktivisten führen am Weltvegantag 2016 in London einen Menschen zur Schlachtbank, um zu verdeutlichen, wie barbarisch es ist, Tiere zu töten und zu essen.

B Diese Nahrungsmittelpyramide auf Pflanzenbasis zeigt, wie Vollwertkost – frisches Obst und Gemüse, Vollkorngetreide, Hülsenfrüchte, Nüsse, Samen und Öle – für eine gesunde und nährstoffreiche vegane Ernährung kombiniert werden können.

Von den Antworten, die wir auf diese Fragen finden, hängt es ab, was wir essen, wie wir es erzeugen und welche Auswirkungen das hat.

Veganismus ist eine Ernährung ohne Tierprodukte. Veganer essen kein Fleisch, keinen Fisch, keine Milchprodukte, keine Eier und keinerlei andere Produkte tierischen Ursprungs. Vegetarier hingegen akzeptieren oft Eier und Milchprodukte, weil keine Tiere getötet werden, um diese Nahrungsmittel zu gewinnen. Das gilt auch für Honig und andere Produkte tierischen Ursprungs wie Molke. Manche Menschen bezeichnen sich als Vegetarier, obwohl sie Fisch und Meeresfrüchte essen. Für die meisten Vegetarier wäre das aber eine pescetarische Ernährung. Und dann gibt es auch noch die sogenannten Flexitarier, die ihren Fleischkonsum begrenzen, und viele Menschen, die einfach weniger Fleisch und mehr pflanzliche Nahrung zu sich nehmen.

Wer an eine **westliche Ernährung** gewöhnt ist, empfindet den Veganismus als Einschränkung. Sämtliche Produkte tierischen Ursprungs weglassen und einfach mehr von allem anderen zu essen mag wenig reizvoll erscheinen. Aber eine durchdachte vegane Ernährung bietet eine große Vielfalt **pflanzlicher Nahrungsmittel**.

Bei **westlicher Ernährung** stehen Fleisch und andere tierische Erzeugnisse wie Milchprodukte im Vordergrund, außerdem Wurzelgemüse, verarbeitetes Getreide und Süßes. Das Ziel von mindestens fünf Portionen Obst und Gemüse am Tag wird nicht erreicht, es werden zu wenig Ballaststoffe aufgenommen, dafür zu viel Protein, gesättigte Fettsäuren und Zucker.

Pflanzliche Nahrungsmittel sind Obst, Gemüse, Getreide, Hülsenfrüchte, Nüsse, Samen und Kräuter. Dazu gehören auch die Rohkost, etwa in Form von Möhren oder grünem Salat, sowie verarbeitete Lebensmittel wie Tofu, Olivenöl oder Mehl.

B

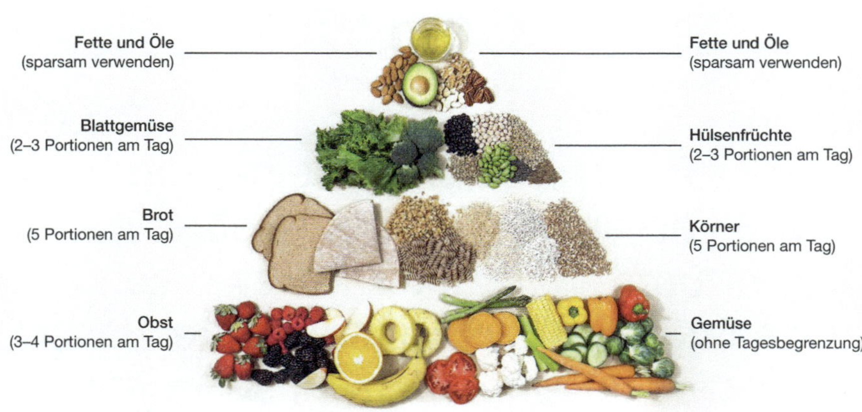

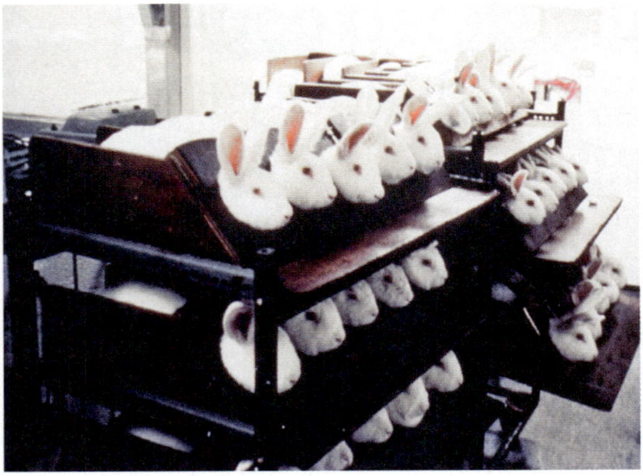

A

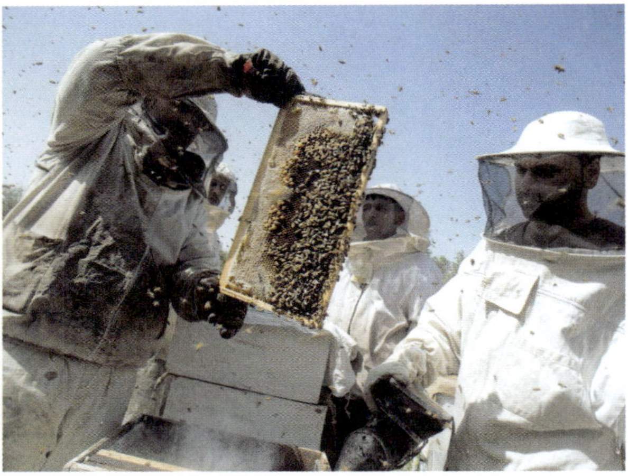

B

A An diesen fixierten Kaninchen wird die Verträglichkeit von Make-up getestet. Solche Tierversuche sind seit 2013 in der EU verboten, in Deutschland gibt es ein entsprechendes Gesetz bereits seit 1998.

B Imker untersuchen einen Bienenstock, beurteilen den Zustand der Waben und suchen nach Milben. Bei solchen Routinekontrollen können versehentlich Bienen im Stock oder auf den Rahmen getötet werden.

C Der neue Trend, dass Gäste im Restaurant ihr Essen selbst zusammenstellen – sei es aus dem Wok, für eine Bowl oder von einem Buffet – ist ideal, um neue Kombinationen veganer Nahrungsmittel auszuprobieren.

Vegane Ernährung ist so bunt wie die Veganer selbst. Zum veganen Frühstück kann es Haferflocken, Obst und Nüsse oder Avocado-Toast mit Sesam und Olivenöl geben. Zum Mittagessen dann einen Wrap mit rohem und gegrilltem Gemüse oder eine Bowl aus Getreide, Linsen und Wurzelgemüse. Zum Abendessen folgen Quinoa mit gedünsteten Auberginen und gerösteten Kichererbsen oder marinierter Tofu mit Kräutersauce zu Blumenkohl-Safran-Reis und einem frischen Salat. Und zum Nachtisch gibt es für Veganer eine Frucht-Granita, Kokosmilch-Eiscreme oder Schoko-Chia-Pudding.

Veganes Essen basiert auf einer großen Auswahl an Obst, Gemüse, Getreide, **Hülsenfrüchten**, Kräutern, Gewürzen, Nüssen und Samen. Diese Zutaten lassen sich endlos zu einer Vielzahl an leckeren Gerichten mischen und kombinieren.

Veganer verzichten in der Regel nicht nur in ihrer Ernährung auf Tierprodukte, sondern grundsätzlich. Ihnen geht es darum, Tiere generell von der Ausbeutung durch den Menschen zu befreien, auch von den scheinbar harmloseren Spielarten. So tragen Veganer und auch viele Vegetarier keine Kleidungsstücke aus Pelz oder Leder, weil dafür Tiere getötet werden müssen. Manche Veganer vermeiden auch Seide (von Seidenraupen) oder Wolle (von Schafen) und kaufen **vegane Kosmetikprodukte**. Naturborsten und Schwämme sind ebenfalls tabu.

Es gibt unzählige Gründe, vegan zu leben, aber alle fallen in eine von drei Kategorien: Ethik, Ökologie, persönliche Gesundheit.

Erstens halten viele Veganer es für moralisch nicht vertretbar, Tiere zu töten. Außerdem halten sie es für unethisch, Tiere zum Nutzen des Menschen auszubeuten, und damit unterscheiden sie sich von den Vegetariern.

Ein Beispiel dafür ist Honig, den strenge Veganer nicht essen. Zwar werden die Bienen nicht getötet, um an ihren Honig zu gelangen, aber sie produzieren ihn als eigenen Wintervorrat. Die Imker lassen nicht immer genug für die Bienen zurück, und ersetzen die Vorräte im Bienenstock durch Zuckerwasser. Veganer sind der Meinung, dass Honig, Wachs und Gelée royale ausschließlich den Bienen zustehen. Es sei Ausbeutung und insofern falsch, ihnen dies wegzunehmen.

Hülsenfrüchte sind die Samen oder Schoten von Leguminosen wie Erbsen und Bohnen. Dazu gehören auch grüne Bohnen, Kichererbsen, Sojabohnen, Linsen sowie Erdnüsse.

Vegane Kosmetik wird nicht an Tieren entwickelt oder getestet. Sie enthält keinerlei tierische Inhaltsstoffe wie Lanolin, Honig, Bienenwachs, Collagen, Albumin, Karmin, Cholesterin, Gelatine, Keratin oder Schellack.

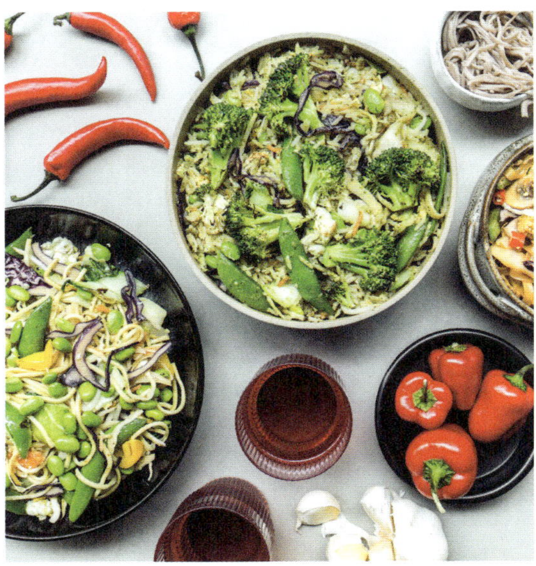

c

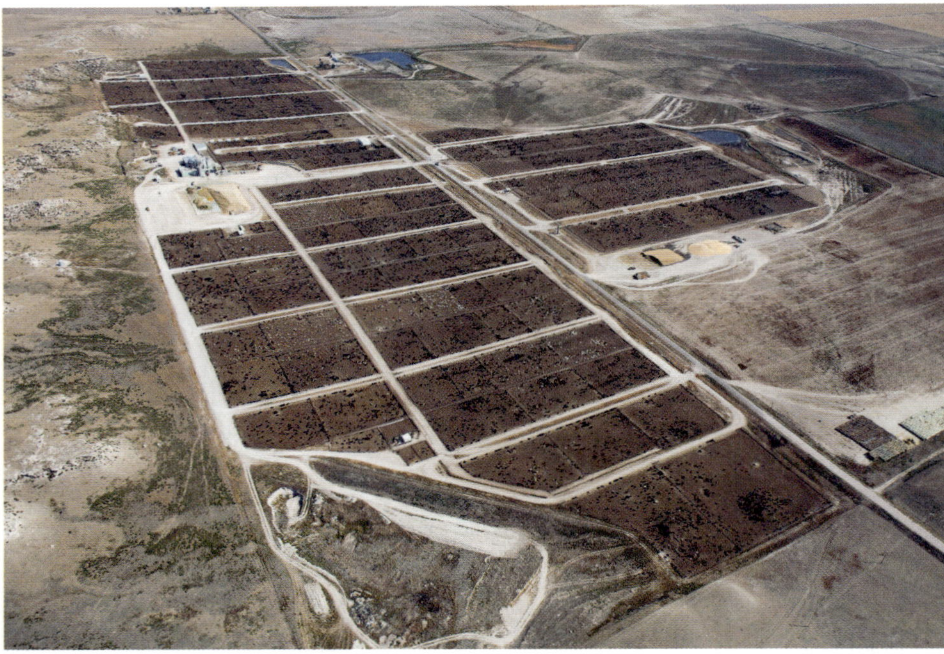

A

Für viele Veganer wirft die moderne Viehwirtschaft moralische und ethische Fragen auf, weil Nutztiere in der **industriellen Tierhaltung** in großen Stückzahlen auf engem Raum gehalten werden und ihr **natürliches Verhalten** nicht ausleben können. Verbreitet ist die Auffassung, die moderne Massentierhaltung sei ausbeuterisch und damit unethisch – ganz abgesehen von den Umweltbelastungen sowie fehlender sozialer und ökonomischer Nachhaltigkeit.

Zweitens sind ökologische Überlegungen und Fragen der Nachhaltigkeit für viele Veganer ausschlaggebend.

A Diese Luftaufnahme eines Mastbetriebs in Nebraska zeigt die schiere Menge an Tieren, die hier gehalten wird. Eine natürliche Umgebung, beispielsweise Wiesen, fehlt vollständig.

B Rinder in einer Massentierhaltung in Illinois werden zur Untersuchung in den Stall getrieben. Per Ultraschall stellt man fest, wie viel Fett ihr Fleisch enthält und ob es ausreichend marmoriert ist (wie viel Fett im Muskelfleisch verteilt ist). Dies sind die Hauptindikatoren für Fleischqualität und Schlachtreife.

Massentierhaltung verbraucht mehr Ressourcen als die Erzeugung pflanzlicher Lebensmittel. Tiere, die für die menschliche Ernährung bestimmt sind, benötigen Futter, Wasser und Pflege. Bei der Haltung in **Feedlots**, Mastanlagen unter freiem Himmel, werden bis zu 5,5 kg Getreide (über 18 000 Kalorien) und fast 70 000 l Wasser plus Energie und menschliche Arbeit aufgewendet, um ein halbes Kilo Rindfleisch zu produzieren (1137 Kalorien für den menschlichen Konsum). Außerdem fallen enorme Mengen Gülle an, die unsere Umwelt schädigen; in den Ausscheidungen der Tiere sind Antibiotika und Hormone enthalten.

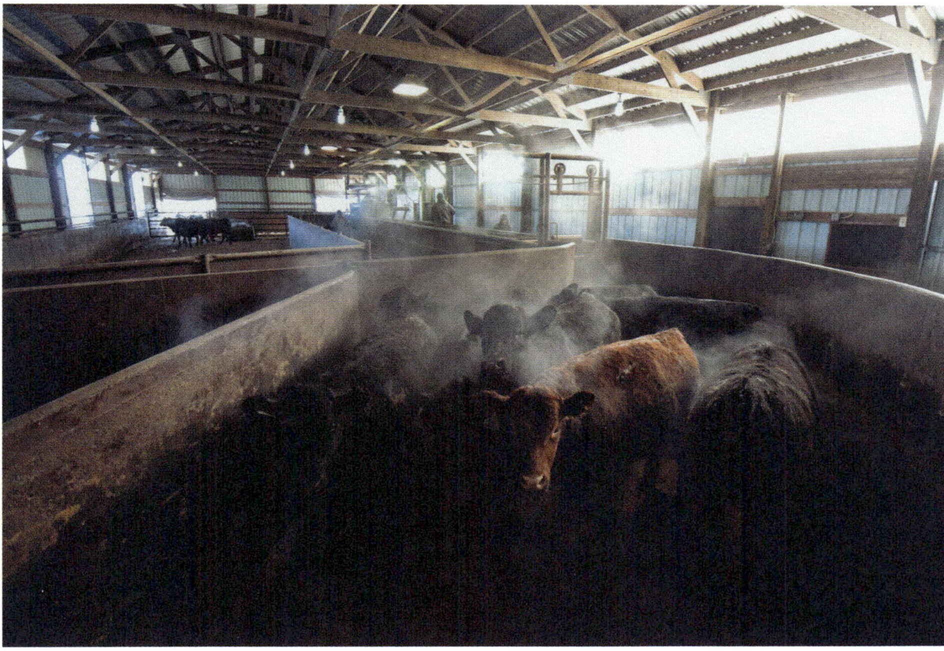

B

Auf einem Planeten, dessen Bevölkerung wächst, sollte man zur Kenntnis nehmen, dass sich mit pflanzlicher Kost mehr Menschen ernähren lassen.

Drittens ernähren viele Menschen sich aus gesundheitlichen Gründen vegan. Eine Einstellung, die etliche Studien bestätigen.

Wer sich vegan ernährt, nimmt weniger Cholesterin und gesättigte Fettsäuren zu sich, zugleich erhöht sich die Zufuhr an Antioxidanzien. Viele berichten über mehr Energie, reinere Haut und eine bessere Verdauung durch vegane Ernährung.

Industrielle Tierhaltung oder Massentierhaltung gibt es in allen westlichen Industrieländern. Landwirtschaftliche Nutztiere werden nach Arten und Altersgruppen getrennt und in sehr großen Gruppen auf engstem Raum gehalten.

Natürliches Verhalten legen Tiere von sich aus an den Tag. Hühner beispielsweise wollen auf einer Stange schlafen, Schweine wühlen nach Futter. Wenn sie keine Möglichkeit dazu haben, bedeutet das Stress für die Tiere.

Feedlots dienen in den USA und Argentinien dazu, die Tiere vor dem Schlachten zu mästen. In diesen Mastanlagen unter freiem Himmel werden Rinder innerhalb weniger Monate schlachtreif gefüttert – früher waren drei Jahre Weidehaltung nötig.

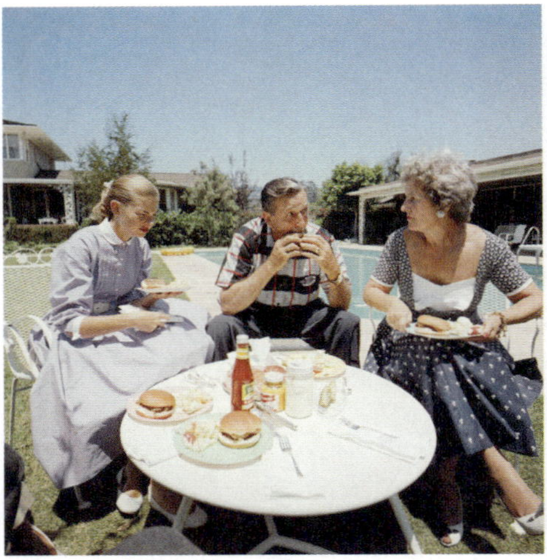

A

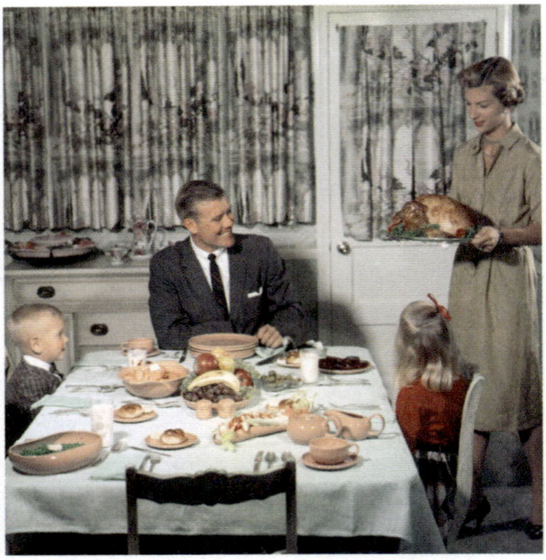

B

Der vegane Lebensstil gilt auch als Möglichkeit abzunehmen. Das muss nicht so sein – schließlich sind nicht wenige Snacks und Softdrinks vegan – aber viele Menschen berichten, sie hätten abgenommen, seit sie sich vegan ernährten. Laut einer Studie von 2016, die im *Journal of General Internal Medicine* veröffentlicht wurde, führt eine vegane Ernährung schneller zu einer Gewichtsabnahme als viele Diäten.

Ernährungsgewohnheiten sind kulturelle, ökonomische und soziale Praktiken, die mit der Erzeugung und dem Konsum von Nahrungsmitteln einhergehen.

A Walt Disney und seine Familie am Pool in Los Angeles (Kalifornien) illustrieren den Aufstieg des Hamburgers zum Lieblingsgericht der Amerikaner.

B Ein festliches Abendessen Mitte des 20. Jh. Typischerweise stand Fleisch im Mittelpunkt – am liebsten ein großer Braten.

Bei allen Vorteilen hat der Veganismus auch Nachteile. Es ist gar nicht so leicht, mit pflanzlicher Kost genug von den Nährstoffen aufzunehmen, die in konzentrierter Form in tierischen Produkten enthalten sind. Hinzu kommen soziale und kulturelle Herausforderungen. Wer keine Tierprodukte isst, wird in so manchem Restaurant auf Schwierigkeiten stoßen. Und wenn nicht mehr das Fleisch im Mittelpunkt steht, muss man lernen, die Mahlzeiten für die ganze Familie neu zu planen. Außerdem treiben so manchen, der zum Veganer wird, Gelüste nach »verbotenen« Nahrungsmitteln um.

Eine abwechslungsreiche, gesunde vegane Ernährung kann mit erheblichem Aufwand verbunden sein; Mahlzeiten müssen geplant und zubereitet werden. Tatsächlich sind die Herausforderungen so groß, dass drei von vier Veganern oder Vegetariern innerhalb des ersten Jahres wieder beginnen, Fleisch und andere Tierprodukte zu essen. Weniger offensichtlich sind die Probleme für die Ernährungsgewohnheiten anderenorts: Die Nachfrage nach nährstoffreichen Nahrungsmitteln steigt und führt zur Ausbeutung von Entwicklungsländern zugunsten westlicher Foodtrends.

Um all diese Aspekte geht es in diesem Buch und noch um vieles mehr. Kapitel 1 schaut in die Vergangenheit: Eine Ernährung ohne Tierprodukte ist kein Phänomen unserer Zeit. Was waren jeweils die Gründe dafür? Kapitel 2 untersucht die Motive der Menschen, die heute vegan leben. Kapitel 3 beschäftigt sich mit speziellen Herausforderungen für Veganer. Kapitel 4 entwirft das Bild eines veganen Planeten – ökologisch, ökonomisch und kulturell. Und die Schlussfolgerungen wägen ab zwischen Ideal und praktisch Erreichbarem.

Gegen den Veganismus spricht der Aufwand, den der Einzelne betreiben muss, seine großen Vorzüge kommen indessen der Allgemeinheit zugute. Stellt sich die Frage: Sollten wir alle vegan leben? Ist eine so radikale Umstellung wünschenswert? Ist sie notwendig?

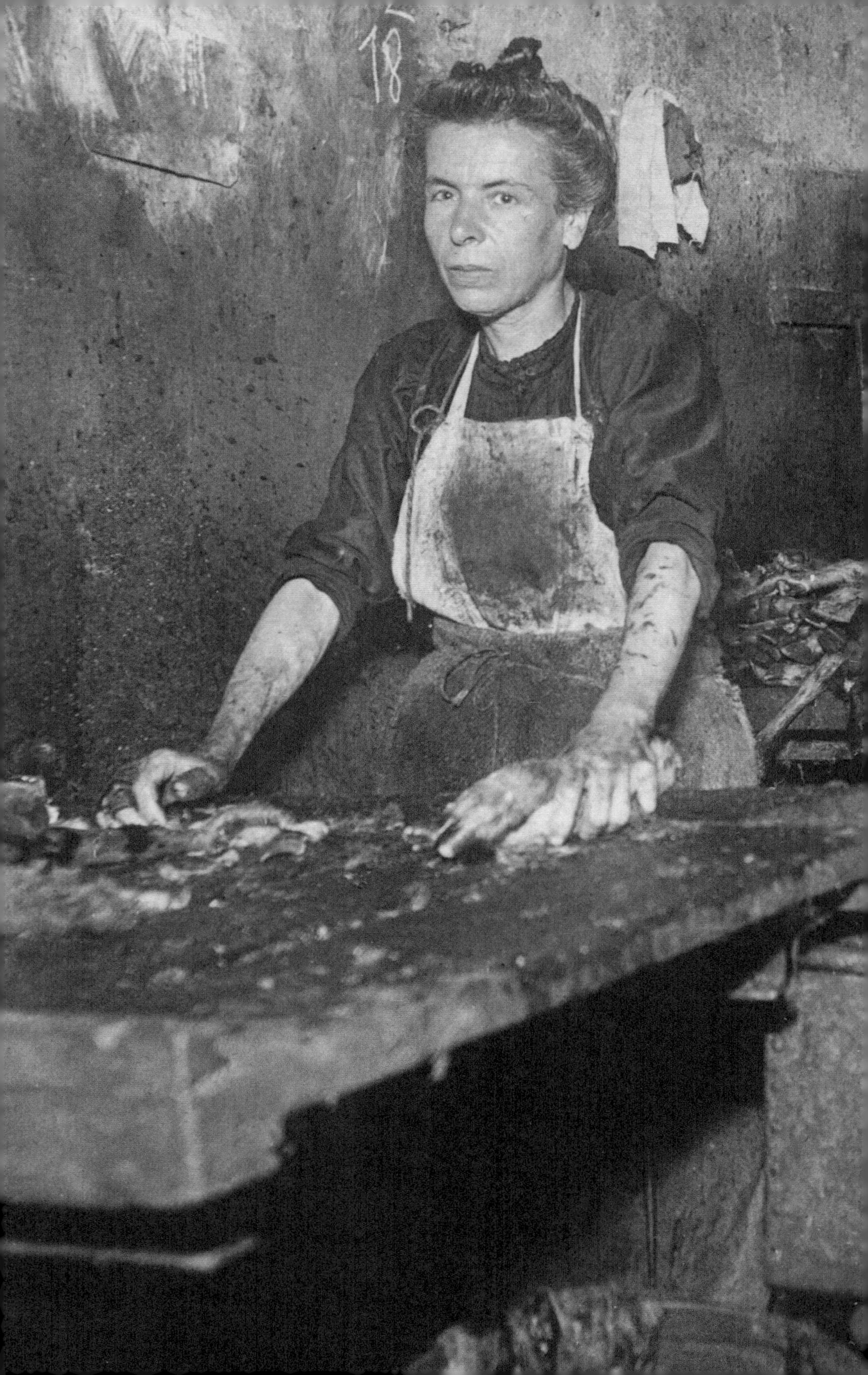

1. Die Geschichte des Veganismus

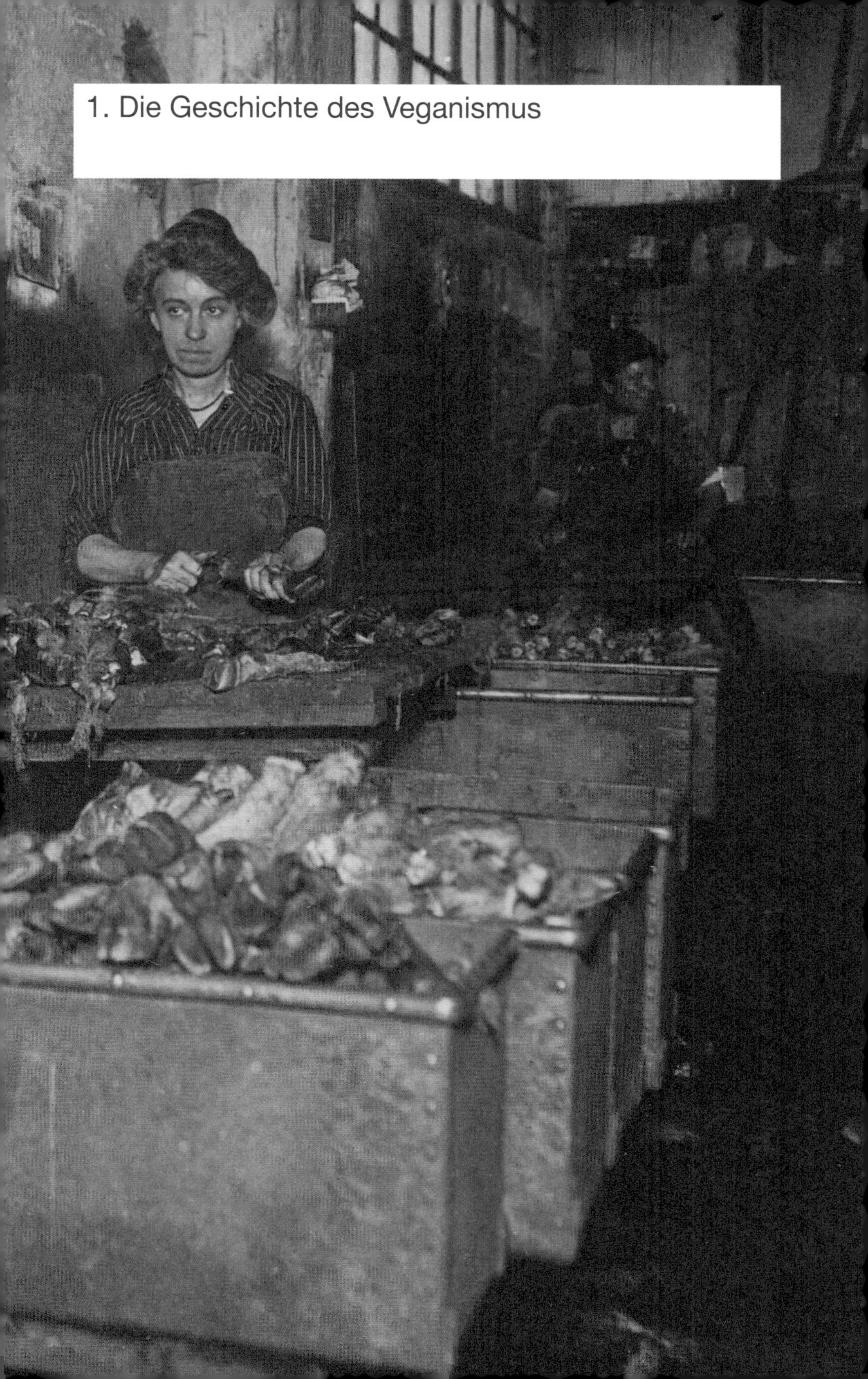

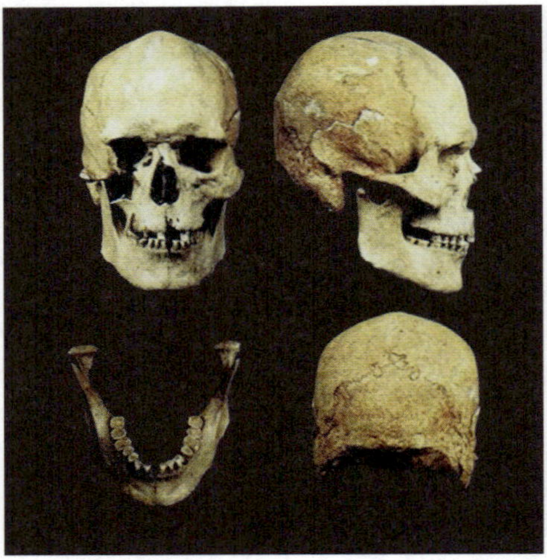

A

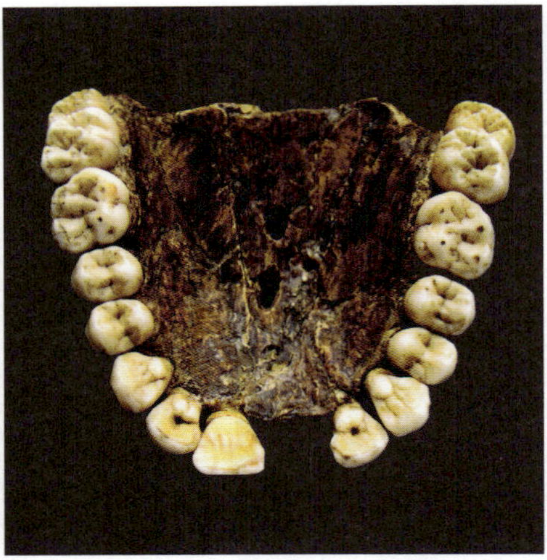

B

Den Begriff »vegan« gibt es erst seit 1944, der Terminus »vegetarisch« wurde schon 100 Jahre zuvor geprägt (dazu später mehr). Aber bereits in prähistorischer Zeit lebten Menschen, die keine Tierprodukte aßen.

In biologischer Hinsicht gehören die Menschen zu den **Allesfressern**, und das war vermutlich gut so. Anthropologen nehmen an, dass wir vor 2,6 Millionen Jahren begonnen haben, Fleisch zu essen – mehr als 2 Millionen Jahre, bevor wir anfingen zu kochen. Es war vielleicht der Verzehr von kalorien- und nährstoffreichem Fleisch, der unser Hirnwachstum erst ermöglicht und so dazu beigetragen hat, uns zu Menschen zu machen.

Wir sind in der Lage, für unsere Ernährung viele verschiedene Dinge zu nutzen. Das bedeutet, dass wir unter ganz unterschiedlichen Bedingungen überleben können – von Fisch in der Arktis oder von Erdnüssen und Süßkartoffeln in Westafrika. Die Nahrungsgrundlage, auf der sich die Menschen entwickelt haben, war unglaublich vielfältig.

Allesfresser sind Lebewesen, die sowohl Pflanzen als auch Tiere essen können, anders als Pflanzenfresser, die sich nur von Pflanzen, und Fleischfresser, die sich nur von Fleisch ernähren.

Weil die Menschen Allesfresser sind, war es ihnen möglich, karge Zeiten mit nur geringem Nahrungsangebot zu überstehen. In kühleren Regionen konnte das Essen im Winter knapp werden. Je nachdem, wie lange geschlachtete Tiere gelagert werden konnten oder wie erfolgreich die Jagd verlaufen war, stand zu bestimmten Zeiten nur vegetarische oder vegane Kost zur Verfügung. Weil Menschen so viele Dinge essen, verdauen und davon existieren können, haben wir auch Hungersnöte überstanden. Algen, bittere Kräuter oder Eicheln sind vielleicht nicht besonders attraktiv, aber sie garantierten das Überleben, wenn es hart auf hart kam.

A Menschliche Schädel helfen Anthropologen herauszufinden, wie unsere Vorfahren lebten und was sie aßen.

B Die Zähne, insbesondere die Backenzähne, belegen, dass der Mensch eine große Bandbreite von Nahrungsmitteln verwerten kann – eine Fähigkeit, die es ihm erlaubt hat, die unterschiedlichsten Orte zu besiedeln.

C Die Menschen greifen auf ein breites Nahrungsangebot zurück, von Robbenleber in Grönland über selbst gesammelte tropische Früchte in Bolivien und Honigwaben in Tansania bis zu Yak-Milch in Afghanistan.

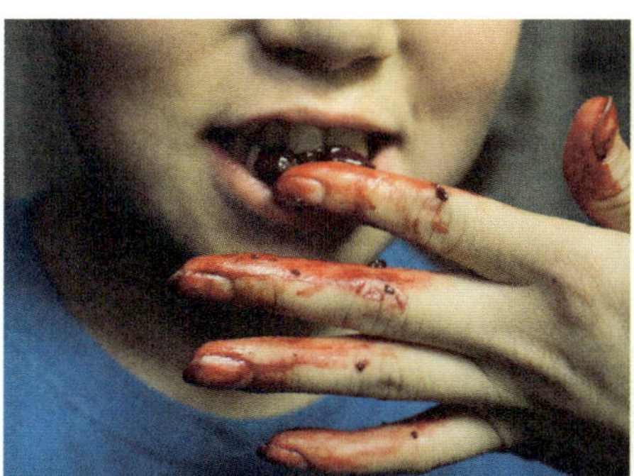

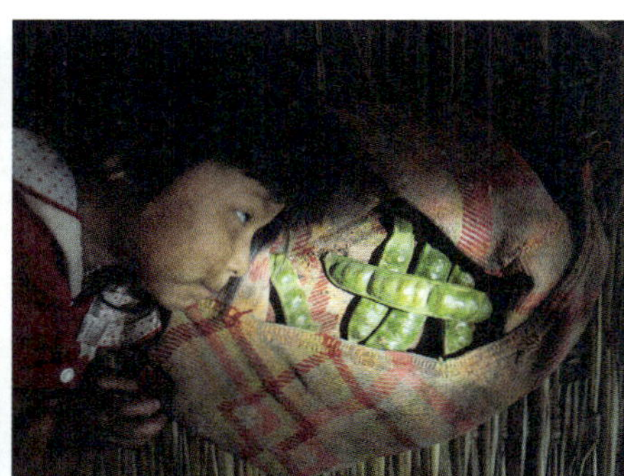

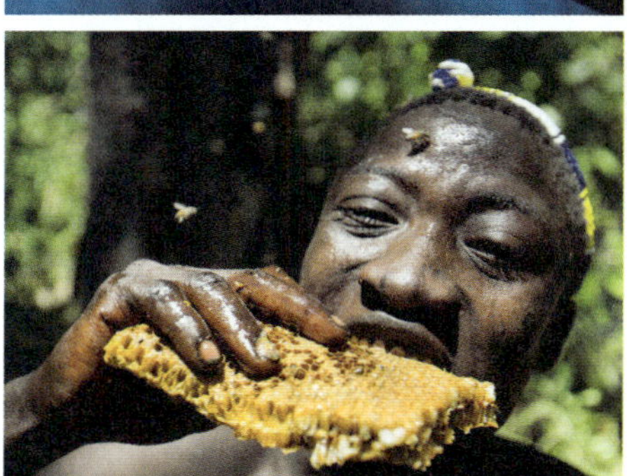

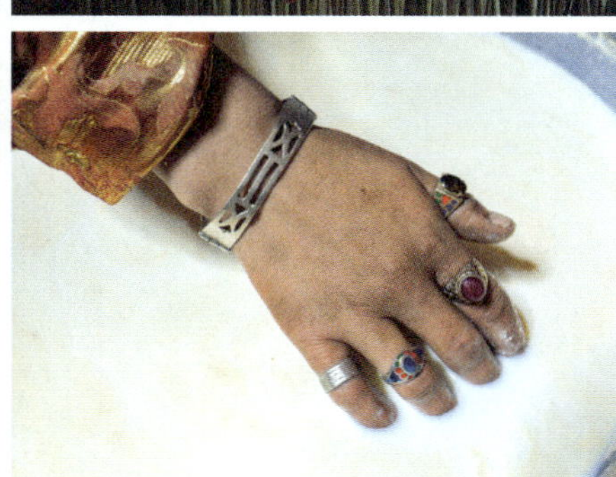

C

Aus freien Stücken keine Tiere zu essen ist jedoch etwas völlig anderes. Eine solche Einstellung geht mit Wissen und Zivilisation einher. Das erste Bekenntnis zu dem, was wir heute »Veganismus« nennen, stammt von dem griechischen Philosophen **Pythagoras** aus der Zeit um 500 v. Chr. Er gilt als der »erste Vegetarier« und ernährte sich ausschließlich von veganer Rohkost. Bevor um 1800 der Begriff »vegetarisch« geprägt wurde, nannte man eine Ernährung ohne Fleisch im Westen »pythagoreisch«.

A

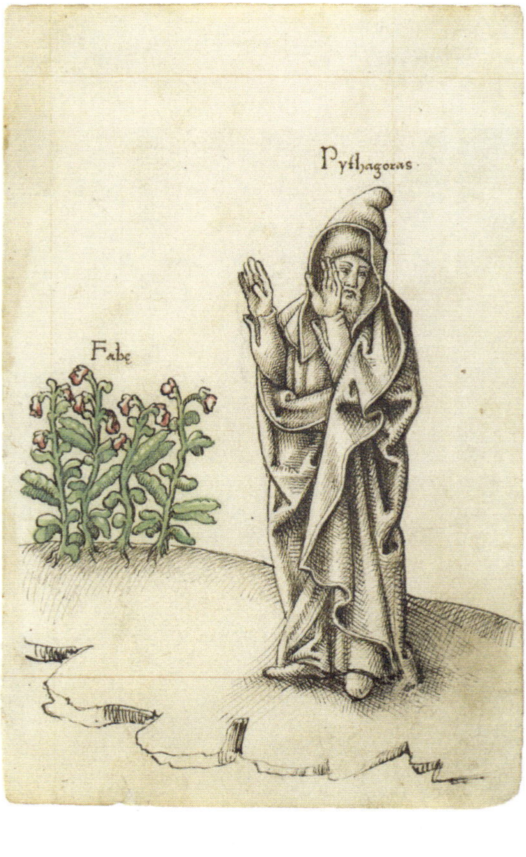

Pythagoras von Samos (um 570 – um 495 v. Chr.) war ein griechischer Philosoph. Ihm wird die Gleichung $a^2 + b^2 = c^2$ zugeschrieben, bekannt als Satz des Pythagoras über das rechtwinklige Dreieck.

Sokrates (um 470–399 v. Chr.) gilt als Begründer der Moralphilosophie. Seine Lehrmethode des sokratischen Dialogs hat das westliche Denken stark beeinflusst.

A **In dieser Illustration aus dem 16. Jh. wendet sich Pythagoras von den Bohnen ab. Es wird vermutet, dass der Philosoph an eine Verbindung von Pflanzen und Menschen durch Reinkarnation glaubte.**

B **Diese Statuetten zeigen die Zubereitung von Nahrung im alten Griechenland: Brot kneten und Käse reiben. Arme Menschen mussten oft lange ohne Fleisch auskommen und bezogen ihre Kalorien überwiegend aus Brot, aber auch Milch und Käse sowie Meeresfrüchte spielten eine wichtige Rolle für die Ernährung. Die Entscheidung, auf alle tierischen Produkte zu verzichten, war damals radikal.**

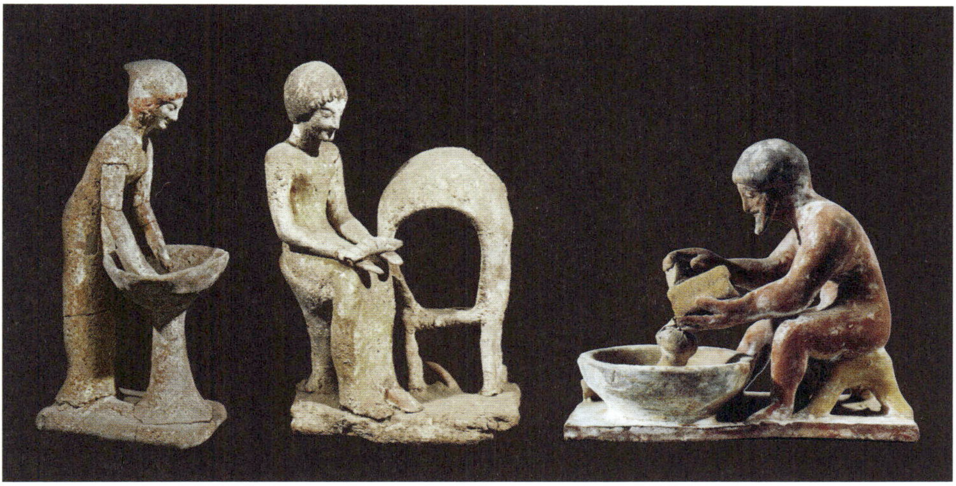

B

Von jungen Menschen, die bei ihm studieren wollten, erwartete Pythagoras, dass sie 40 Tage fasteten, bevor sie seine tierproduktfreie Ernährungsweise übernahmen. »Solange der Mensch der rastlose Zerstörer allen Lebens bleibt, das er als niedrig ansieht, wird er nie wissen, was Gesundheit bedeutet, wird er nie wirklich Frieden finden«, sagte er. »Solange der Mensch Tiere schlachtet, werden die Menschen auch einander töten. Wer Mord und Schmerz sät, kann nicht erwarten, Liebe und Freude zu ernten.« Pythagoras war Veganer aus moralischen und ethischen Gründen. Er glaubte auch an die Metempsychose oder Reinkarnation, bei der die Seele nach dem Tod in einer anderen (möglicherweise tierischen) Form wiederkehrt.

Pythagoras stand nicht allein. Andere griechische Philosophen wogen wie er Nutzen und Schaden des Fleischessens gegeneinander ab. Im folgenden Jahrhundert glaubten Plato, **Sokrates** und Aristoteles, die Welt existiere zum Nutzen des Menschen, sei aber besser, wenn man auf das Töten und Essen von Tieren verzichte. Plato schrieb in *Der Staat:* »Also werden wir von der Nachbarn Land abschneiden müssen, wenn wir genug haben wollen zur Viehweide und zum Ackerbau? Und sie auch wieder von unserm, wenn sie sich auch gehn lassen und die Grenzen des Notwendigen überschreitend nach ungemessnem Besitz streben.«

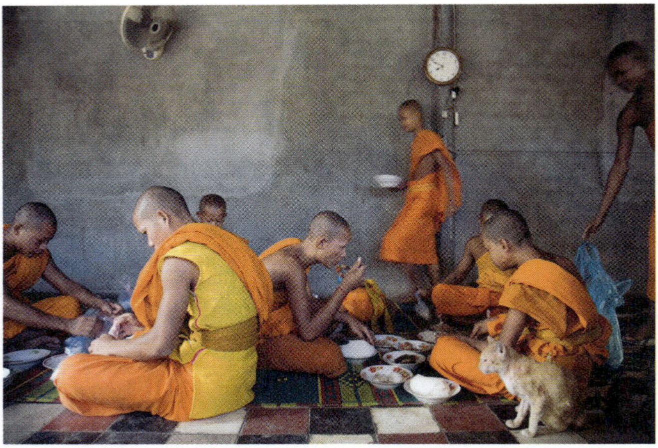

A

A Für buddhistische Mönche, hier in Kambodscha, ist der Veganismus Teil ihres asketischen Lebens. Essen ist nur zwischen Sonnenaufgang und Mittag erlaubt.

B Das *Tacuinum sanitatis,* ein Manuskript aus dem 14. Jh., fasst sechs Regeln für ein gesundes Leben zusammen, darunter eine ausgewogene Ernährung. Dennoch gibt es kaum Hinweise für den bewussten Verzicht auf tierische Produkte im Europa jener Zeit. Die Reichen konsumierten viel Fleisch, während sich die Armen meist von pflanzlicher Kost ernährten.

Etwa zur gleichen Zeit lebte in Indien Siddhārtha Gautama, besser bekannt als **Buddha**, und verbreitete dort seine Lehre, die Mitgefühl mit allem Lebendigen fordert. Für viele seiner Anhänger folgt daraus auch den Verzicht auf Fleisch. Manche glauben, er habe einen Unterschied zwischen dem direkten und dem indirekten Töten gemacht: Selbst wer keine tierischen Produkte zu sich nehme, füge Tieren Schaden zu, indem er über den Boden schreite oder ein Feld bestelle. Wie auch immer – viele Buddhisten essen kein Fleisch oder keine Tierprodukte und folgen damit seiner Aufforderung, nicht zu töten.

Der **Hinduismus** plädiert für eine vegetarische Lebensweise, schreibt sie aber nicht vor. Der **Jainismus** hingegen verlangt von seinen Anhängern, dass sie Vegetarier sind. Wie der Hinduismus hält der **Taoismus** eine vegetarische Ernährungsweise für ideal, weil sie das Leiden verringert, erlaubt aber den Fleischkonsum. Taoistische Mönche sind Vegetarier und häufig Veganer, die regional und saisonal essen, weil sie glauben, eine auf die Natur abgestimmte Ernährung sei gesund und beruhige den Geist.

Buddha (um 563/480–um 483/400 v. Chr.) war ein Philosoph oder Weiser, dessen Lehren zur Grundlage des Buddhismus wurden. Buddhisten glauben an die Wiedergeburt fühlender Wesen und an das Karma als Prinzip von Ursache und Wirkung.

Der **Hinduismus** wird insbesondere in Indien und Teilen Südostasiens praktiziert. Es gibt zahlreiche Glaubensrichtungen und Ausübungsformen. Sie alle betonen die Pflicht zu Ehrlichkeit, Geduld, Nachsicht, Selbstbeherrschung, Mitgefühl und die Unverletzlichkeit des Lebens.

Der **Jainismus** ist eine alte indische Religion, bekannt für ihre Askese und das Verbot, lebenden Wesen zu schaden.

Der **Taoismus** oder Daoismus ist eine chinesische Philosophie oder Glaubenslehre. Er kreist um Demut und ein Leben im Gleichgewicht und beruht auf den Schriften des Laotse aus dem 6. Jh. v. Chr.

Um 500 v. Chr. war der Vegetarismus in vielen Teilen Asiens weit verbreitet. Im Römischen Reich indessen genoss eine Ernährung ohne Tierprodukte nicht die Popularität, die sie dank Pythagoras und seiner Anhänger in Griechenland gefunden hatte. Manche Sekten mieden wohl den Fleischkonsum, und bekannte Denker wie Seneca und Ovid bezeichneten sich als »Pythagoreer«, dennoch war der Vegetarismus weder als Philosophie noch als Ernährungs- oder Lebensstil verbreitet. Im Mittelalter ernährten sich manche Menschen vegetarisch oder vegan, aber vermutlich nur, weil sie einfach zu arm waren, um Fleisch zu kaufen. Das galt im Westen viele Jahrhunderte lang.

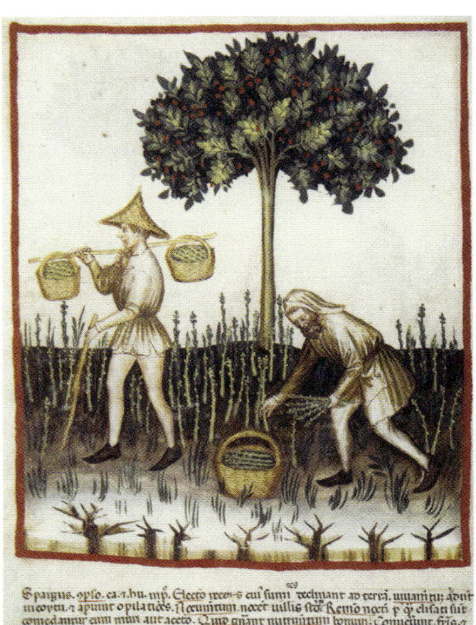

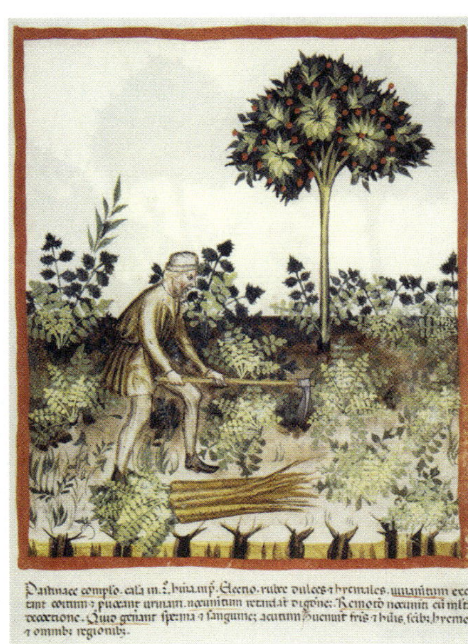

B

Leonardo da Vinci (1452–1519), ein Mann, der die Renaissance wie kein zweiter verkörpert, gilt als strenger Vegetarier, der keinerlei tierische Produkte zu sich nahm. Aber diese Einschätzung steht auf schwachen Füßen. Manche Zitate, die Leonardo zugeschrieben werden, um seine vegane Lebensweise zu belegen, sind nicht von ihm oder wurden aus dem Kontext gerissen. Er hat viel zu ganz unterschiedlichen Themen geschrieben, über seinen persönlichen Lebensstil aber so wenig, dass Schlussfolgerungen problematisch sind.

Eins ist jedoch klar: Leonardo dachte über die Folgen des Fleischkonsums nach und äußerte den Gedanken, Menschen sollten Tieren gegenüber Gnade walten lassen. Zu seiner Lebenszeit fand diese Auffassung keine Anhänger, stieß jedoch im 17. und 18. Jh. während der **Aufklärung** auf größeres Interesse. Die Denker der Aufklärung hinterfragten überlieferte Vorstellungen und wandten sich der Naturbeobachtung zu. **John Locke**, der zwar Fleisch aß, versicherte, Tiere könnten Schmerz empfinden und kommunizieren, vielleicht sogar Gefühle wahrnehmen. Ihnen Schaden zuzufügen sei falsch. Er glaubte, wenn junge Menschen Tiere quälen oder töten dürften, mache sie das nach und nach auch gegen Menschen hartherzig.

A

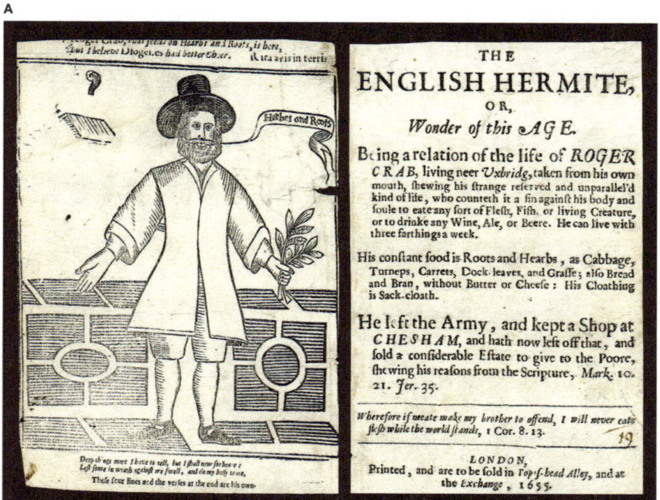

THE
ENGLISH HERMITE,
OR,
Wonder of this AGE.

Being a relation of the life of *ROGER CRAB*, living neer *Uxbridg*, taken from his own mouth, shewing his strange reserved and unparallel'd kind of life, who counteth it a sin against his body and soule to eate any sort of Flesh, Fish, or living Creature, or to drinke any Wine, Ale, or Beere. He can live with three farthings a week.

His constant food is Roots and Hearbs, as Cabbage, Turneps, Carrets, Dock-leaves, and Grasse; also Bread and Bran, without Butter or Cheese: His Cloathing is Sack-cloath.

He left the Army, and kept a Shop at *CHESHAM*, and hath now left off that, and sold a considerable Estate to give to the Poore, shewing his reasons from the Scripture, *Mark.* 10. 21. *Jer.* 35.

Wherefore if meate make my brother to offend, I will never eate flesh while the world stands, 1 Cor. 8. 13.

19

LONDON,
Printed, and are to be sold in *Pop's-head Alley*, and at the *Exchange*, 1655.

A Die Titelseite von *The English Hermite* (1655) zeigt Roger Crab, einen Kurzwarenhändler und Pflanzenkundler, der sich für eine Ernährung ohne Fleisch und Alkohol einsetzte. Phasenweise nahm er nur Rüben und Kleie oder grünes Gemüse und Pastinaken zu sich.

B Nahe dem Schloss von Versailles (Frankreich) wurden im 17. Jh. die königlichen Gärten angelegt. Hier gibt es reichlich Platz für Obstbäume und Gemüsebeete, obwohl die Hofgesellschaft gewiss nicht aus Veganern bestand.

Die **Aufklärung** legte Wert auf wissenschaftliches Lernen, empirisches Wissen und Rationalität. Die Macht von Religion und Monarchie nahm ab, der Aufstieg von Liberalismus und Demokratie begann, das Konzept individueller Menschenrechte entstand.

John Locke (1632–1704) war ein englischer Arzt und Philosoph. Er gilt als »Vater des Liberalismus« und hat wesentlich zur Theorie des Gesellschaftsvertrags beigetragen, der Grundlage für die moderne Demokratie und die Menschenrechte.

Voltaire (1694–1778) war ein geistreicher französischer Autor und Philosoph, der häufig gegen die katholische Kirche polemisierte. Er setzte sich offen für Menschenrechte und bürgerliche Freiheiten ein.

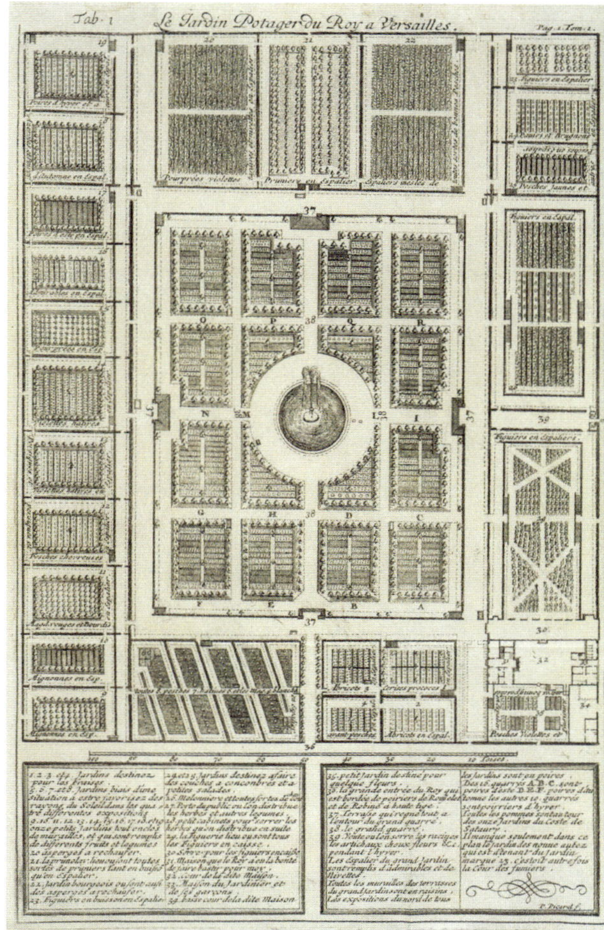

B

Aus solchen oder ähnlichen Gründen wandten sich manch prominente Denker einer fleischlosen Ernährung zu. **Voltaire** beispielsweise soll sich eine Zeit lang pythagoreisch ernährt haben. Er hing der Idee an, Tiere hätten Gefühle und würden leiden; ihnen müsse mehr Aufmerksamkeit zuteil werden. Im *Philosophischen Wörterbuch* von 1764 schrieb er: »Welch miserable Armut des Geistes zu behaupten, Tiere seien wie Maschinen, ohne jegliches Gefühl!«

Für den englischen Dichter Alexander Pope (1688–1744), spielte bei der Entscheidung, kein Fleisch zu essen, der Respekt vor den Wundern der Natur eindeutig eine Rolle. Menschen hatten Gewalt über Tiere und sollten deshalb gnädig sein. In seinem ungeschminkten, oft beißenden Stil beschrieb er seine Abscheu vor dem Verzehr von Fleisch: »Ich weiß nichts erschrecklichers und grausamers, als den Anblick einer ihrer Küchen, die mit Blut bedeckt, und mit dem Geschrei von Thieren erfüllt ist, die unter der ärgsten Marter den Geist aufgeben. Sie gleicht der Höhle eines Riesen in einem Romane, die mit herum geworfenen Köpfen, und durcheinander liegenden Gliedmaßen derer angefüllt ist, die von seiner Grausamkeit erschlagen worden.«

Selbst die Philosophen der Aufklärung, die nicht fanden, dass Tiere viel mit Menschen gemein hätten, wie **Immanuel Kant**, waren überzeugt, dass es moralisch schlecht für die Menschen sei, grundlos Tiere zu töten: »Die grausame Behandlung der Thiere ist der Pflicht des Menschen gegen sich selbst entgegen; weil sie das Mitgefühl an ihrem Leiden im Menschen abstumpft, wodurch eine der Moralität im Verhältniß zu anderen Menschen sehr diensame, natürliche Anlage geschwächt wird«, notierte Kant.

A

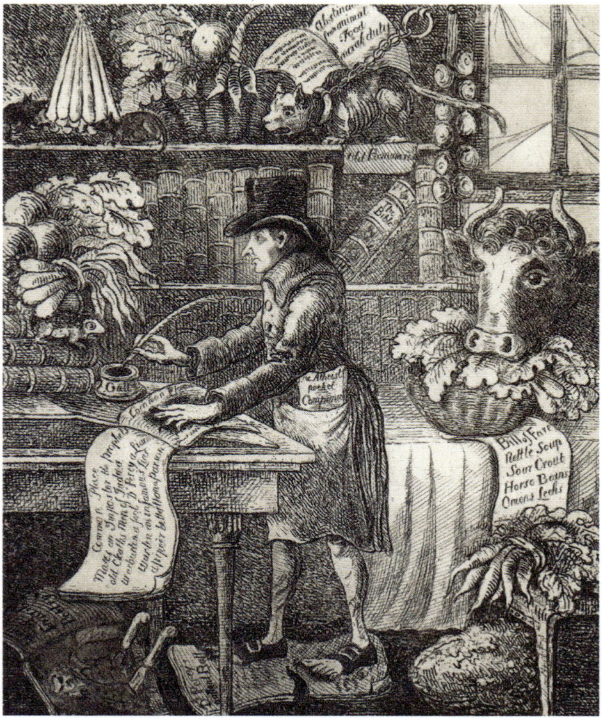

Immanuel Kant (1724–1804) war ein deutscher Philosoph, dessen transzendentaler Idealismus die moderne Philosophie entscheidend beeinflusst hat. Für ihn war die Vernunft die Grundlage der Moral.

A **Dieses Porträt von 1803 zeigt Joseph Ritson, einen eifrigen Verfechter der fleischlosen Ernährung. Er glaubte, »der Genuss tierischer Produkte mache den Menschen bereit zu grausamer und wilder Tat«.**

B **Im 19. Jh. erprobten Philosophen, Dichter und religiöse Gemeinschaften Ernährungsformen ohne Fleisch. Zur gleichen Zeit entstanden große Schlachthöfe, etwa in Besançon (Frankreich), wo Effizienz und nicht das Tierwohl im Vordergrund stand.**

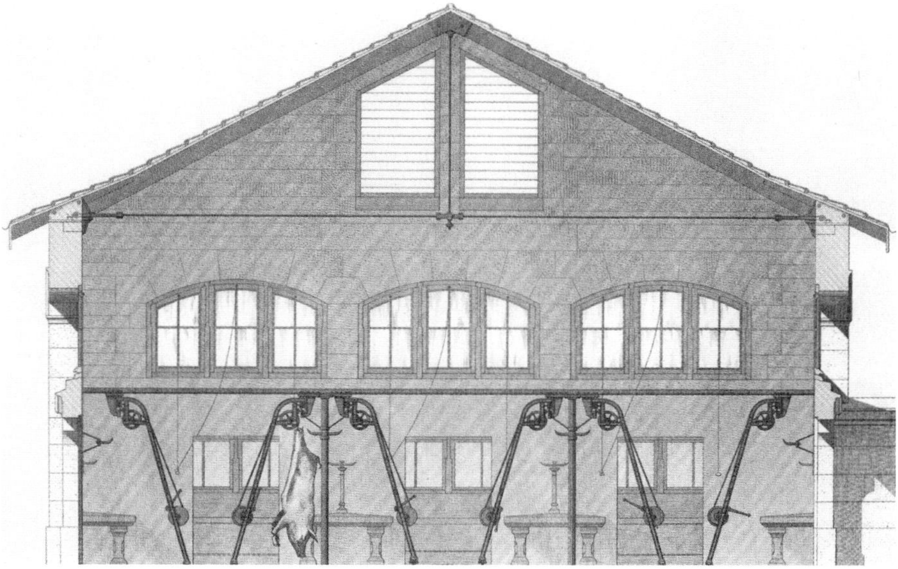
B

Auf der anderen Seite des Atlantiks experimentierte Benjamin Franklin (1706–1790), einer der Gründerväter der USA, mit fleischloser Ernährung. Wie bei Voltaire ist es nicht leicht, sein Engagement einzuordnen, aber er war offensichtlich beeindruckt von den Auswirkungen des Fleischverzichts. »Meine Weigerung, Fleischspeisen zu essen, wurde unpassend gefunden und ich oft wegen meiner Sonderbarkeit ausgescholten … mein klarerer Kopf und meine raschere Auffassung [waren] eine gewöhnliche und natürliche Folge der Mäßigkeit im Essen und Trinken«, schrieb er in seiner Autobiografie. Anders als bei Voltaire beruht Franklins Votum für eine fleischlose Ernährung auf persönlicher Erfahrung und nicht auf einem philosophischen Prinzip. Eine neue Sicht auf den Vegetarismus.

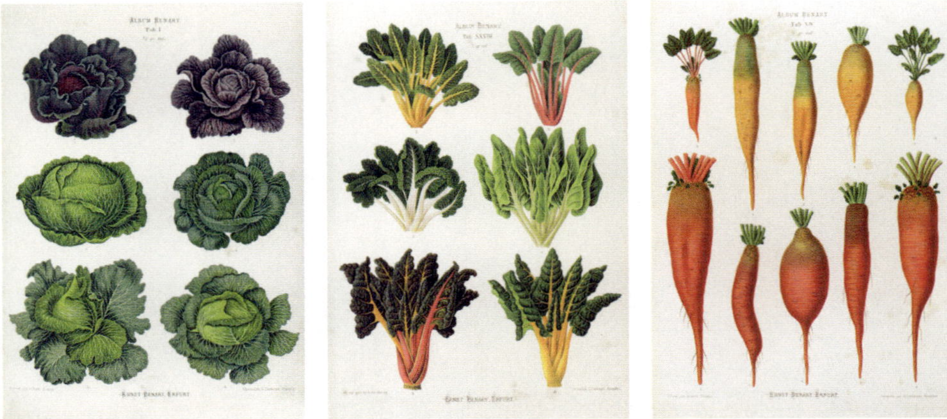

A

Unter Berufung auf die Vernunft stellte die Aufklärung hergebrachte Überzeugungen in Frage: War es moralisch vertretbar, Fleisch zu essen? Anfang des 19. Jh. brachten die Romantiker mit der gleichen Einstellung die persönliche Erfahrung ins Spiel – vergleichbar mit Franklins Einschätzung seiner Befindlichkeit, wenn er kein Fleisch aß.

Als der englische Dichter Percy Bysshe Shelley (1792–1822) im Jahr 1813 *A Vindication of a Natural Diet* schrieb, konnte er sich auf die moralische Idealvorstellung berufen, dass man eine Mitkreatur nicht töten solle, und sich auf die Vorteile einer Ernährung ohne Tierprodukte für die eigene Gesundheit konzentrieren solle: »Es gibt keine Krankheit, ob körperlicher oder geistiger Natur, die durch eine Diät aus Gemüse und reinem Wasser nicht gelindert werden könnte.«

Seine Frau, Mary Wollstonecraft Shelley (1797–1851), die Autorin von *Frankenstein* (1818), hatte eine weniger eindeutige Einstellung zur fleischlosen Kost, soll sich aber ihrem Mann angeschlossen haben. Interessanterweise machte sie das vielfach missverstandene Monster des Dr. Frankenstein zu einem Pflanzenfresser. Im Roman lässt sie ihn sagen: »Ich vernichte nicht Lämmer und Ziegen, um meinen Hunger zu stillen; Nüsse und Beeren genügen mir.« Mary wies mithilfe seiner Ernährungsgewohnheiten auf die friedliche Natur des Monsters hin.

Genau wie die Shelleys soll auch der romantische Dichter Lord Byron (1788–1824) kein Fleisch gegessen haben. Ihm ging es bei dieser Entscheidung weniger um die Moral und auch nicht um das körperliche Wohlbefinden, sondern um Askese und Entbehrung zur Steigerung der geistigen Aktivität. Er mied Fleisch, hat aber wohl Fisch gegessen, auch wenn er sich in extremen Phasen auf Kekse und Wasser beschränkte.

Die **Romantiker** betonten die Bedeutung von Fantasie und Gefühl. Sie glaubten, durch Selbsterkenntnis und persönliche Erfahrung ließe sich eine Verbesserung des menschlichen Daseins erreichen. Die romantische Literatur nutzte vielfach autobiografisches Material.

B

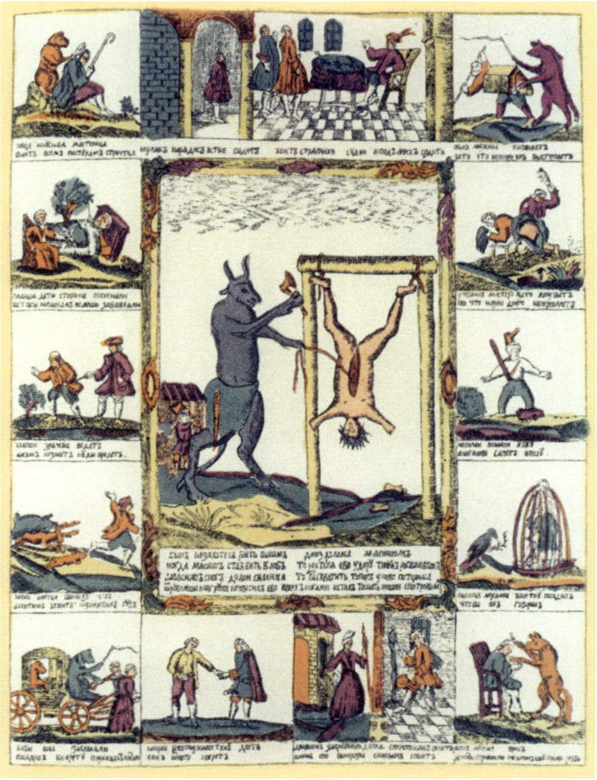

A Das *Album Benary* (um 1876) ist das Werk des deutschen Gartenbauunternehmers Ernst Benary, der die Produktion von Saatgut modernisierte. Das Interesse an vegetarischer Ernährung wuchs, und immer mehr Gemüsesorten standen zur Verfügung.

B Dieser russische Holzschnitt aus dem 18. Jh. zeigt Szenarien, in denen die Welt auf den Kopf gestellt wird. Der »Ochse als Schlachter« ist einer Fabel von Äsop entlehnt: Dort beschließt der Ochse, den Schlachter zu verschonen, der sein Handwerk versteht und den Tieren möglichst wenig Leid zufügt.

Wie die europäischen Romantiker experimentierten auch die **Transzendentalisten** in den USA mit fleischloser Ernährung. **Henry David Thoreau** merkte an, Menschen, die glaubten, sie könnten ohne Fleisch nicht stark und gesund sein (damals eine verbreitete Überzeugung), hätten wohl nicht an die großen Pflanzenfresser unter den Tieren wie Pferde und Kühe gedacht. Er schloss: »[…] ich bezweifle nicht, dass in der allmählichen Weiterentwicklung der Menschheit auch der Zeitpunkt kommen wird, wo Tiere nicht mehr verzehrt werden. Die Wilden haben aufgehört, sich untereinander aufzufressen […].«

Die **Transzendentalisten** hingen einer idealistischen Philosophie an und standen der Romantik und der Philosophie Kants nahe. Der Transzendentalismus betont den Vorrang der individuellen Erfahrung, die Bedeutung der Eigenverantwortung und die Göttlichkeit der Natur.

Henry David Thoreau (1817–1862) war ein US-amerikanischer Dichter und Philosoph. Sein bekanntestes Buch ist *Walden* (1854). Der führende Transzendentalist verband auf seiner Suche nach Sinn und Bedeutung den Rationalismus der Aufklärung mit der Verehrung der Romantiker für das Alltägliche und die Natur.

Für die Anhänger der **Bible Christian Church** von 1809 war eine fleischlose Ernährung eine Form der Enthaltsamkeit.

Das Interesse an fleischloser Ernährung wuchs und hieß jetzt Vegetarismus.

A

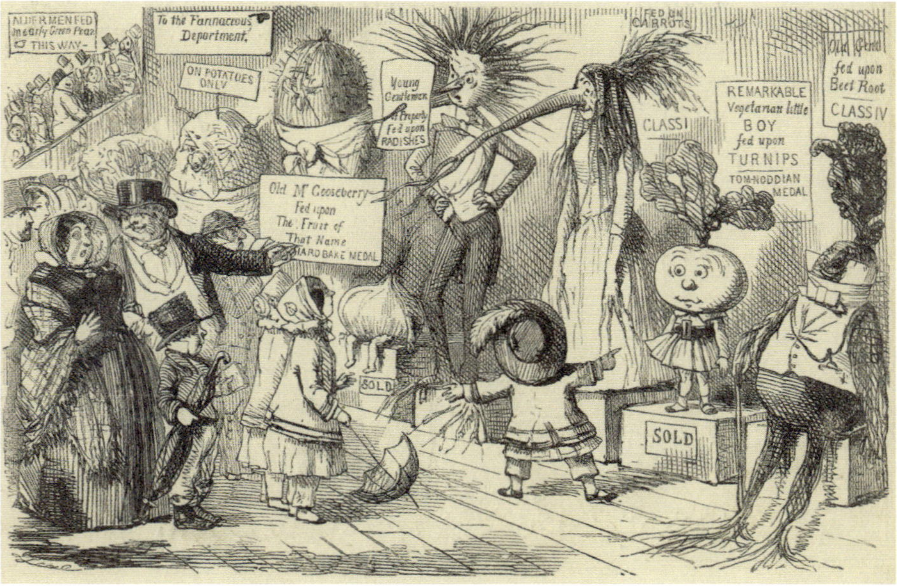

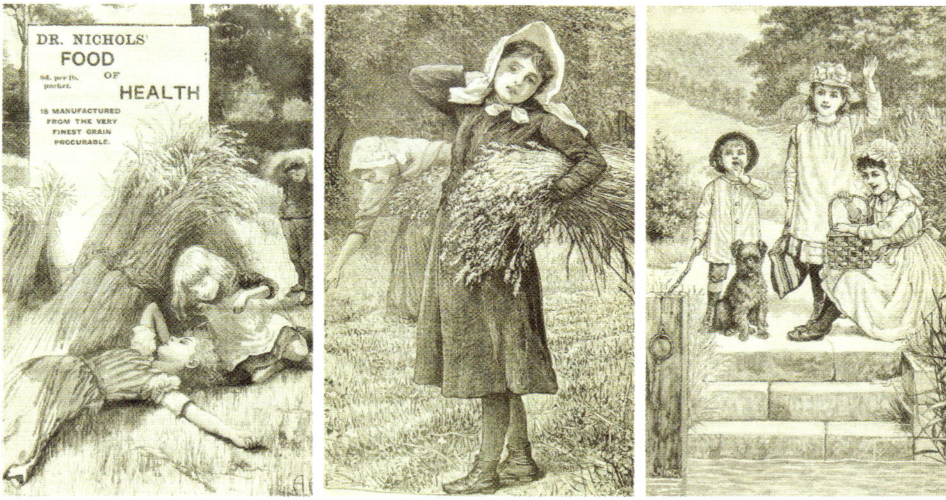

B

Alcott House war eine spirituelle Gemeinschaft mit angeschlossener Reformschule im heutigen Raum Greater London, die von 1938 bis 1948 bestand. Man aß kein Fleisch und praktizierte das Zölibat.

Religiöse Erweckungsbewegungen bildeten sich Anfang des 19. Jh., als neue christliche Sekten entstanden, darunter die Kirche Jesu Christi der Heiligen der Letzten Tage und die Siebenten-Tags-Adventisten. Sie glaubten an die Wiederkehr Christi und die Bedeutung der Mäßigung (Temperenz). Einige, aber nicht alle dieser Gruppen praktizierten Formen des Vegetarismus oder Veganismus.

Die **Siebenten-Tags-Adventisten** sind eine protestantische Freikirche, gegründet 1863 in Michigan. Sie glauben an die baldige Wiederkunft Christi und halten den Samstag heilig.

Das Wort »vegetarisch« wurde von einer Gruppe Menschen populär gemacht, die 1847 in Ramsgate (England) die Vegetarian Society gründeten. Dazu gehörten Angehörige der **Bible Christian Church** und von **Alcott House**, außerdem Leser der Zeitschrift *The Truth Tester* (die zur Temperenz aufforderte). Eine fleischlose Ernährung ging im 19. Jh. mitunter mit der **religiösen Erweckung** einher, wie die Begründer der Bewegung zeigen. Insbesondere die **Siebenten-Tags-Adventisten** waren und sind Vertreter des Vegetarismus aus gesundheitlichen Gründen. Siebenten-Tags-Adventisten müssen nicht vegetarisch leben, aber es ist allgemein üblich.

A Diese Karikatur des *Punch* (1852) macht sich über den Vegetarismus lustig: Was wohl dabei herauskommen mag? Zu jener Zeit stand die vegetarische oder vegane Ernährungsweise für eine progressive Politik oder evangelikale Neigungen.

B In Dr. Nichols' Buch *Penny Vegetarian Cookery: The Science and the Art of Selecting and Preparing a Pure, Healthful and Sufficient Diet* (1891) finden sich Anleitungen zum gesunden Leben verbunden mit Werbung für Produkte wie Seife.

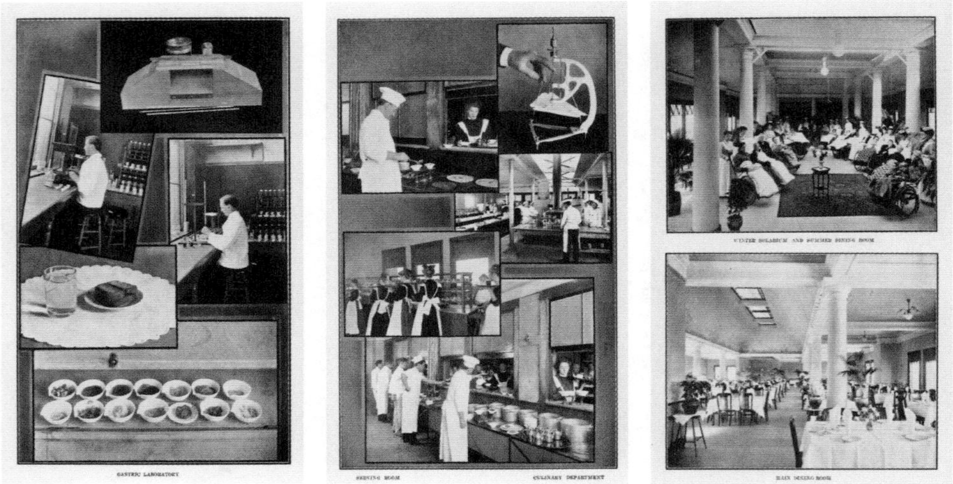

A

Die Brüder Will Keith Kellogg (1860–1951) und John Harvey Kellogg (1852–1943), Erfinder der modernen Frühstücksflocken, waren Adventisten. John Harvey war Ernährungswissenschaftler und Gesundheitsaktivist. Er gründete ein **Sanatorium** in Battle Creek (Michigan), wo der Vegetarismus Teil der Behandlung war, neben Einläufen, sportlicher Betätigung, Sonnenlicht und Hydrotherapie. Er war ein begeisterter **Eugeniker** und glaubte an die Überlegenheit der weißen Rasse und die Notwendigkeit, sie weiter zu perfektionieren. Er war der Ansicht, der Vegetarismus trage zur Reinheit des Blutes bei, und setzte sich mit der von ihm gegründeten Race Betterment Foundation für eine fleischfreie Ernährung ein. Außerdem plädierte er für sexuelle Enthaltsamkeit und organisierte Kampagnen gegen die Masturbation. Vermutlich wurde seine Ehe nie vollzogen. Er und seine Frau adoptierten sieben Kinder und nahmen mehr als 40 in Pflege.

Der russische Schriftsteller Leo Tolstoi (1828–1910) war ebenfalls Vegetarier und suchte nach Gleichgesinnten. Seine Gedanken zum Vegetarismus – »[die vegetarische] Bewegung

Ein **Sanatorium** ist eine Heilanstalt oder medizinische Kurklinik.

Eugeniker sind Anhänger der Erbgesundheitslehre, die Ende des 19. und Anfang des 20. Jh. populär war und als wissenschaftliche Möglichkeit zur Perfektionierung der menschlichen Rasse galt. Menschen mit erwünschten Wesenszügen sollten sich vermehren dürfen, negative Merkmale unterdrückt werden.

Mahatma Gandhi (1869–1948) kämpfte in Indien gegen die britische Kolonialherrschaft. Er stand an der Spitze gewaltfreier Proteste und inspirierte Bürgerrechtsbewegungen weltweit.

Henry Stephens Salt (1851–1939) war ein englischer Autor und Sozialreformer. Er gilt als der Erste, der für Tierrechte plädierte, eine moderne Vorstellung, die über das reine Tierwohl hinausgeht.

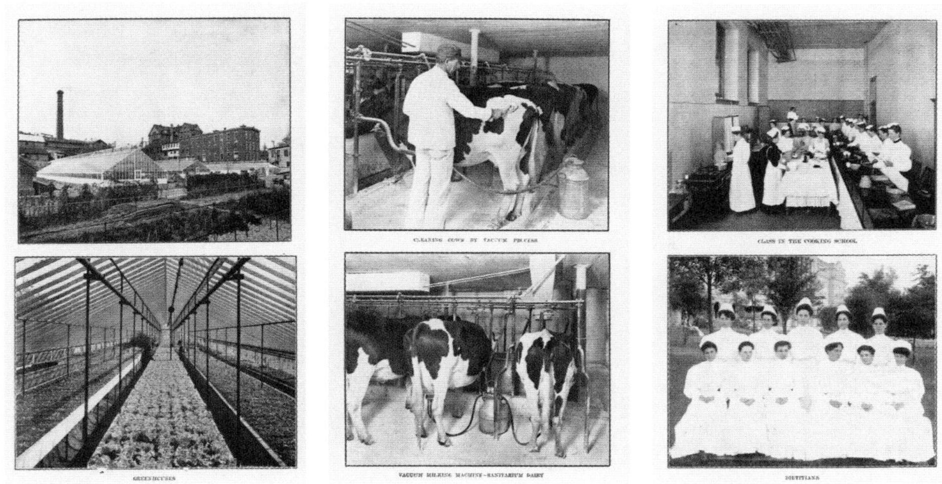

A Aus dem Buch *The Battle Creek Sanitarium* (1913) von John Harvey Kellogg. Er entwickelte besondere Nahrungsmittel, die er für gesund hielt: fade, fettarm, proteinarm, fleischfrei und ballaststoffreich. Die Patienten im »San« bekamen individuelle Ernährungspläne. Häufig gab es Joghurt; insofern war Kelloggs Diät vegetarisch, aber nicht vegan.

müsse besonders diejenigen erfreuen, deren Leben der Errichtung des Reichs Gottes auf Erden geweiht ist ... denn sie ist ein Zeichen für das ernste und ehrliche Streben der Menschheit nach moralischer Perfektion« – erinnern an die griechischen Philosophen.

Tolstois Schriften über den Vegetarismus als Quelle des menschlichen Fortschritts beeinflussten keinen Geringeren als **Mahatma Gandhi**. Die beiden tauschten sich im Rahmen einer umfangreichen Korrespondenz über Frieden und Gewaltfreiheit aus; der Vegetarismus gehörte für sie dazu. Gandhi schrieb: »Ich habe das Gefühl, der geistige Fortschritt wird eines Tages verlangen, dass wir aufhören unsere Mitkreaturen zu töten, um unseren Hunger zu befriedigen.« Gandhi lernte den Vegetarismus durch **Henry Stephens Salt** als philosophische und politische Haltung kennen, nicht in einem religiösen Kontext; er wies Gandhi auf Thoreaus Ideen zum Fleischkonsum hin.

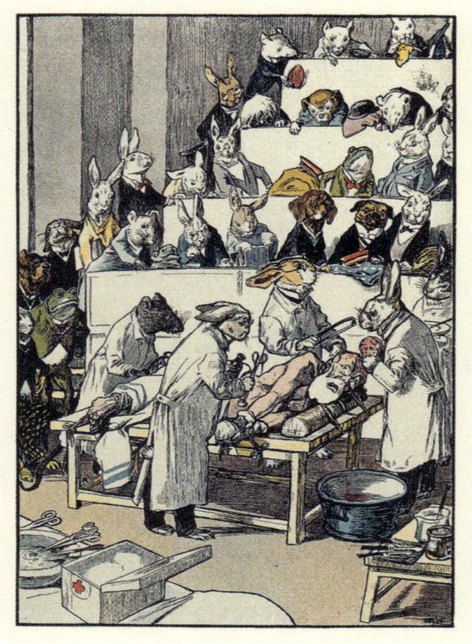

A

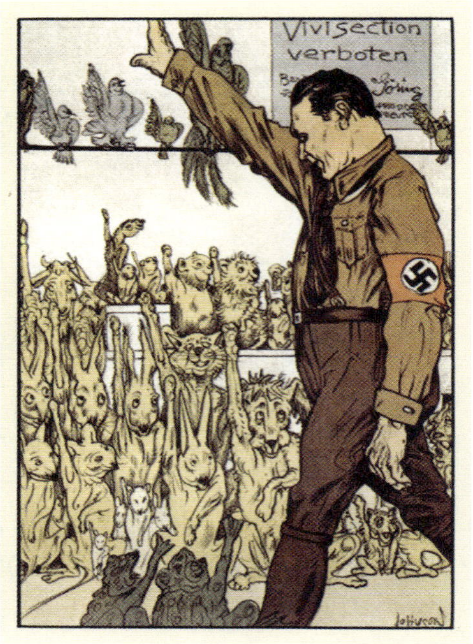

B

Eine sehr aufschlussreiche Begründung für den Verzicht auf Fleisch liefert der irische Bühnendichter George Bernard Shaw (1856–1950). Ursprünglich aß er kein Fleisch, weil er sparen wollte, aber dann gab ihm der Vegetarismus die Möglichkeit, sich moralisch und körperlich überlegen zu fühlen. Er schrieb in einem Brief: »Wenn ich mich so anschaue, habe ich das Gefühl, eine bemerkenswert überlegene Person zu sein, verglichen mit anderen Schriftstellern und Journalisten; ich schreibe das schlicht und einfach meinem Verzicht auf Fleisch zu. Das ist der Grund, warum wir kein Fleisch essen sollten.« Für Shaw ging der Vegetarismus also mit Selbstoptimierung einher.

Im Lauf der Geschichte fand man, genau wie heute, unterschiedliche Beweggründe für den Verzicht auf Fleisch.

Das Etikett »strenger Vegetarier« bezog sich häufig auf jemanden, der gar keine tierischen Produkte aß. Dann prägte Donald Watson 1944 den Begriff »vegan«, um zwischen strengen und weniger strengen Vegetariern zu unterscheiden. Er suchte nach einem knapperen Ausdruck als »Vegetarier, der keine Milchprodukte und keine Eier isst«. Watson meinte, eine kürzere Bezeichnung würde Zeit sparen, wenn er den Rundbrief an seine Gruppe Gleichgesinnter schrieb, die künftig *Vegan Society* hieß. Er hatte außerdem »Dairyman«, »Vital« oder »Benevore« in Erwägung gezogen.

Auch unter dem neuen Namen fasste der Veganismus in der Gesellschaft insgesamt nicht wirklich Fuß. Zwar gaben während des Zweiten Weltkriegs mehr Briten an, Vegetarier zu sein, das mag jedoch daran gelegen haben, dass man so eine größere Käsezuteilung bekam. Sie war nahrhafter und kam zuverlässiger als die Fleischration.

Donald Watson (1910–2005) war ein englischer Tierrechtsaktivist. Er wuchs in Yorkshire auf, wo es als abwegig galt, auf Fleisch zu verzichten, doch Watson erlebte, wie auf dem Hof seines Onkels ein Schwein geschlachtet wurde, und wurde mit 14 Vegetarier. Als Erwachsener hörte er auf, Eier und Milchprodukte zu essen.

Während der Lebensmittelrationierungen in der Nachkriegszeit schien es keine gute Idee, die eigene Ernährung zusätzlich einzuschränken. Und der Umstand, dass Hitler Vegetarier war, trug nicht zum positiven Image der Bewegung bei. Hitlers Vegetarismus bleibt allerdings umstritten. Seine Vorkosterin berichtet, er habe niemals Fleisch gegessen, sein Koch aus der Zeit vor dem Krieg sagt etwas anderes. Wie dem auch sei – Hitlers Interesse am Vegetarismus beruhte auf einer Vorstellung von körperlicher Reinheit, wie sie im 19. Jh. von Vegetariern wie John Harvey Kellogg entwickelt worden war.

C

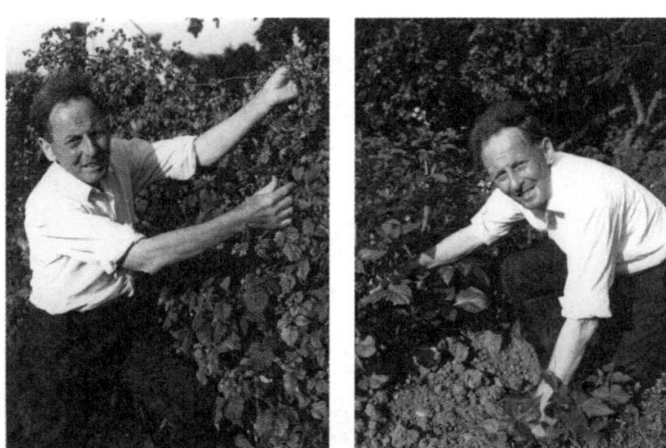

A In dieser deutschen Karikatur (um 1910) sagt der Hase: »Keine falsche Sentimentalität! Die Freiheit der Forschung verlangt, dass ich diesen Menschen zum Wohl der gesamten Tierwelt einer Vivisektion unterziehe.«

B Die Karikatur zu Görings Gesetz gegen Vivisektion von 1933 erschien in der satirischen Zeitschrift *Kladderadatsch.* Überraschenderweise setzten sich die Nazis für eine Reihe von Fortschritten im Tierschutz ein.

C In der *Vegan News* (1944) schrieb Donald Watson: »... wir glauben, es ist das geistige Schicksal des Menschen, eines Tages mit Abscheu auf die Vorstellung zurückzublicken, dass er sich einst von den Erzeugnissen tierischer Körper ernährt hat.«

Eine Ernährung ohne Tierprodukte war im Westen immer ein Randphänomen. Wer sich dafür entschied, war ein Außenseiter. Doch in den 1960er- und 1970er-Jahren verlor das Außenseiterdasein sein Stigma. Unkonventionelle Lebensentwürfe fanden Verbreitung und mehr Menschen verzichteten auf Fleisch.

Bei der Entscheidung für ein veganes Leben gewannen neue Faktoren an Bedeutung. Moralische und gesundheitliche Aspekte spielten immer noch eine Rolle, aber die Sorge um die Umwelt und das Wohlergehen der Tiere waren starke Argumente für eine tierproduktfreie Ernährung.

A

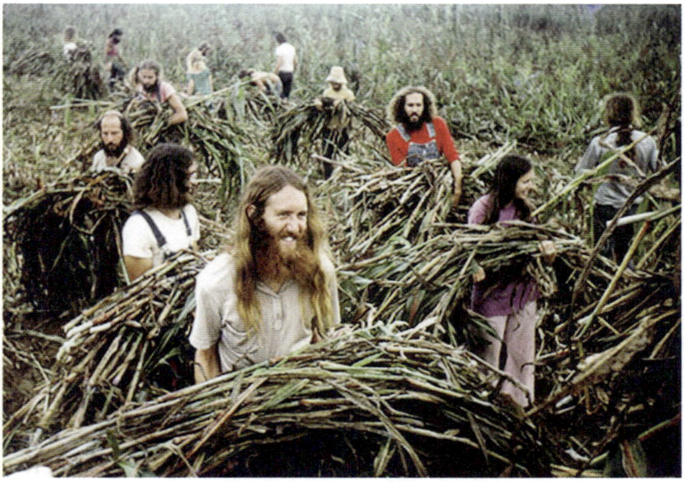

A In den 1970er-Jahren erkundeten Kommunen wie *The Farm* (hier abgebildet; sie existiert noch immer in Tennessee) die Möglichkeiten, im großen Stil vegetarisch und vegan zu kochen.

B Die Internationale Gesellschaft für Krishna-Bewusstsein hat ihre Wurzeln im Hinduismus im Bengalen des 16. Jh. Ihre Anhänger ernähren sich streng vegetarisch und viele betrachten den Veganismus als Ideal.

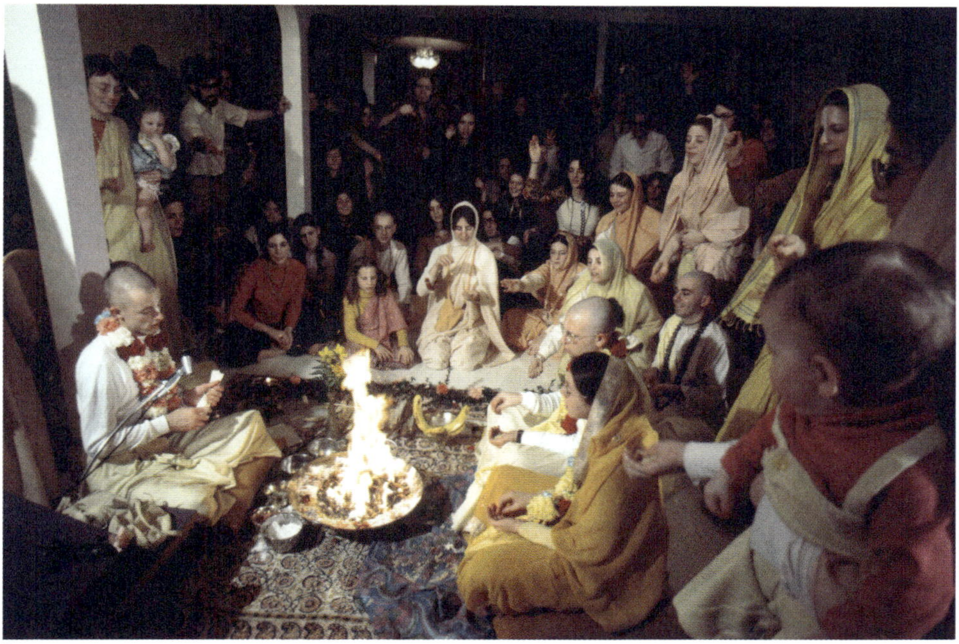

B

1971 schrieb die US-amerikanische Autorin Frances Moore Lappé (*1944) ihr Buch *Diet for a Small Planet* (deutsch: *Die Öko-Diät*). Bis heute wurden mehr als 3 Millionen Exemplare verkauft. Ihr Verdienst ist es, eine Verbindung herzustellen zwischen Fleischproduktion, Lebensmittelverschwendung und den Auswirkungen auf die Umwelt. Dadurch bewertete eine ganze Generation den Verzehr tierischer Produkte neu. Bei der Frage, ob es richtig oder falsch ist, Fleisch zu essen, ging es nicht mehr nur um die persönliche Gesundheit oder die Ethik des Einzelnen; jetzt ging es um das Überleben als Spezies und die Gesundheit des Planeten. Lappé definierte unsere Ernährung neu: nicht mehr nur unter diätetischen oder kulinarischen (und moralischen), sondern unter politischen Gesichtspunkten. Sie betonte, es gehe um die ganze Welt. Das Persönliche ist eben politisch, auch das Essen. Ihr Buch zeigt, dass der Hunger in der Welt auf ineffizienter Verteilung beruht, und es enthält Tipps für eine gesunde Ernährung sowie einfache Rezepte.

1975 veröffentlichte der australische Ethik-Professor Peter Singer (*1946) *Die Befreiung der Tiere*. Seiner Argumentation zufolge sollten Menschen versuchen, Leiden so weit wie möglich zu verringern. Dazu gehört, Tieren nicht zu schaden und sie noch weniger zu töten, denn, so Singer, die Grenzziehung zwischen Mensch und Tier ist willkürlich. Menschen und Menschenaffen haben mehr gemeinsam als Menschenaffen und Ameisen. In seinem Buch plädiert Singer für die weitgehende Abschaffung von Tierversuchen und unterstützt die Tierrechtsbewegung, was dazu beigetragen hat, dass Tierversuche heute nicht mehr Standard sind. Er liefert die moralischen Argumente, die das wachsende Interesse an vegetarischer und veganer Ernährung beflügeln.

Als Paul McCartney 1975 verkündete, er sei Vegetarier, weckte das neues Interesse. Seine Frau Linda veröffentlichte 1989 ein vegetarisches Kochbuch und lancierte 1991 eine vegetarische Lebensmittelmarke. Sir Paul ist heute erklärter Veganer und setzt sich für fleischlose Montage ein, damit die Menschen einmal in der Woche vegetarisch oder vegan essen.

Ein weiterer Meilenstein in der Geschichte des Veganismus war der Dokumentarfilm *The Animals Film* (1981). Victor Schonfeld und

A

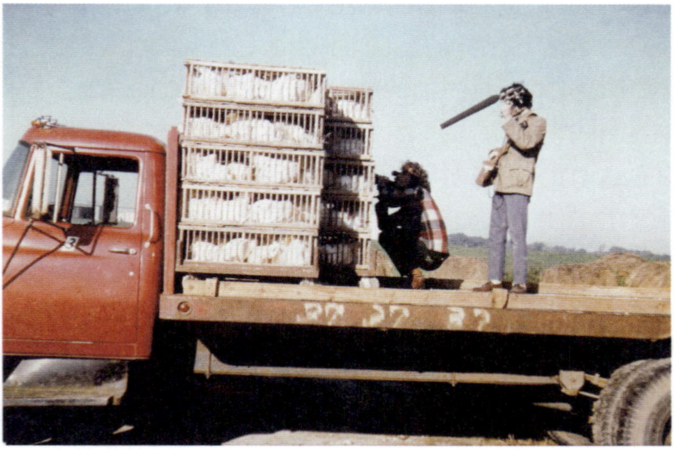

A Bei den Aufnahmen zu *The Animals Film,* dem ersten Dokumentarfilm, der sich der Ausbeutung von Tieren durch Menschen widmet und über die Arbeit von Tierrechtsaktivisten berichtet.

B Greenpeace machte es sich zur Aufgabe, auf die Brutalität einer Industrie hinzuweisen, die Tiere ausbeutet, wie in dieser Kampagne gegen Pelze von David Bailey (1986).

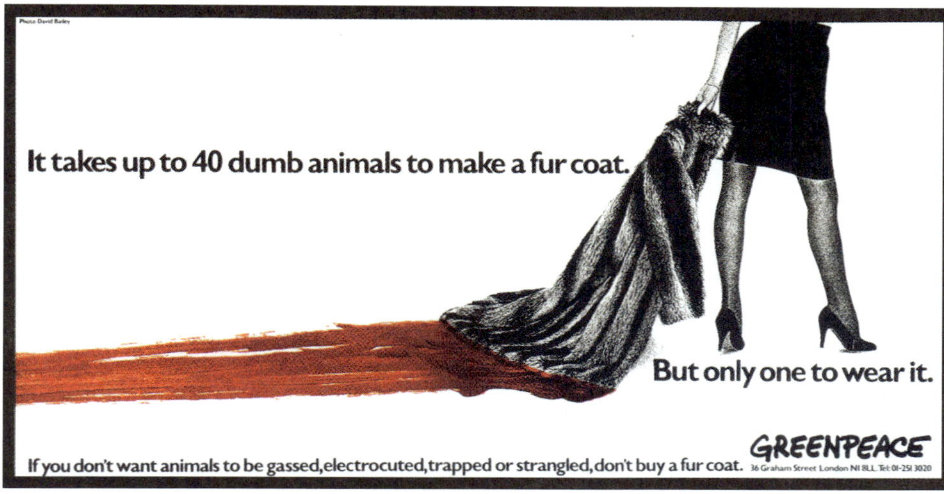

B

Myriam Alaux berichten darin von der Ausbeutung der Tiere durch die Menschen – in der Landwirtschaft, als Haustiere, zu Unterhaltungszwecken, in der Forschung. Sie verwenden eigene Aufnahmen und geheimes Material der Regierung, Trickfilme, Fernsehberichte und Ausschnitte aus Propagandafilmen. Der Film zeigt auch Aktionen und Ideen der Tierrechtsbewegung. Er lief in den USA, in Kanada, Deutschland, Österreich, Australien und Großbritannien im Kino. Deutliche Auswirkungen hatte die Ausstrahlung im britischen und schwedischen Fernsehen im Winter 1982. Zahlreiche Zuschauer setzten sich danach für den Veganismus ein.

Im Jahr 2002 hat Michael Pollan (*1955) einen Artikel mit dem Titel »Power Steer« in der *New York Times* veröffentlicht und damit eine Diskussion über das Tierwohl und die Nahrungsmittelproduktion insgesamt angestoßen. Er verfolgt darin das Leben eines Kalbs von der Geburt bis zum Tod im Schlachthof und zeigt, wie eng Tierwohl, Umweltschutz und Fragen einer gesunden Ernährung zusammengehören. Der Artikel legt überzeugend dar, wie wir Kühe zu unserem Nutzen aufziehen, ohne Rücksicht auf ihre natürlichen Bedürfnisse, ihre Ernährungsgewohnheiten oder ihr Verdauungssystem. Viele Menschen begannen sich Gedanken darüber zu machen, wo ihre Nahrung herkommt. Pollan selbst plädiert für eine ethische omnivore Lebensweise bei besseren Lebensbedingungen für Tiere. Sein Artikel löste eine Debatte über das Tierwohl und die Bedingungen aus, unter denen unsere Nahrung erzeugt wird.

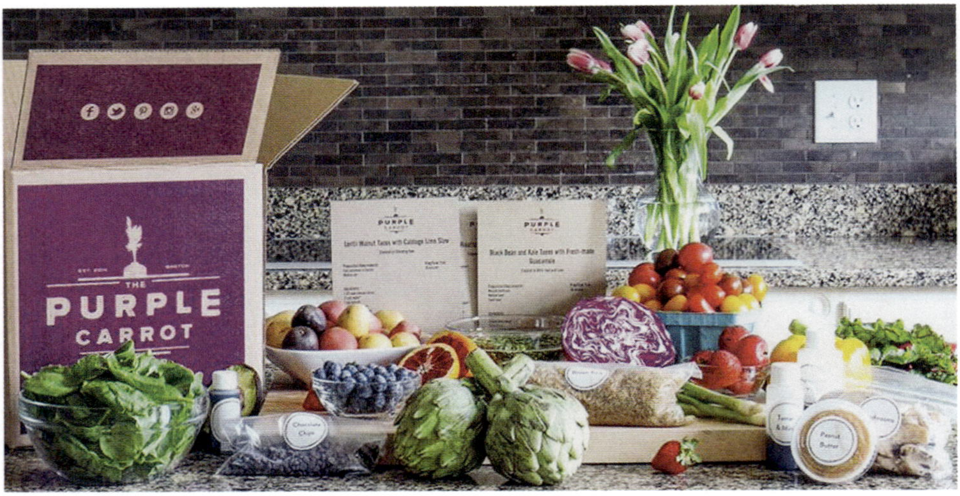

A

Der Umstand, dass immer mehr VIPs in den letzten Jahrzehnten vegan geworden sind, hat zur Popularität der veganen Lebensweise beigetragen.

1985 bekehrte das Album *Meat is Murder* der Smiths zahlreiche Fans zum Vegetarismus. Frontman Morrissey setzt sich seit Langem für Tierrechte ein und lebt seit 2015 vegan. Die Schauspielerin Alicia Silverstone plädiert seit über einem Jahrzehnt für eine vegane Ernährung. Und der Musiker und vegane Aktivist Moby argumentiert im CD-Booklet seines Albums *Animal Rights,* dass man weder gegenüber Menschen noch gegenüber Tieren aggressives Verhalten akzeptieren sollte, wenn man dieses nicht an sich selbst erfahren möchte.

Bekannte Veganer sind Mike Tyson, Ellen DeGeneres, Ellen Page, Gwen Stefani, Sinéad O'Connor und Thom Yorke.

Die Schauspielerin Natalie Portman setzt sich aktiv für den Veganismus ein. In einem Interview mit dem *New Zealand Herald* (2011) erläutert sie ihre Entscheidung mit Worten, die denjenigen des griechischen Philosophen Pythagoras ähneln: »Essen bedeutet für mich, dass ich dreimal am Tag meine Überzeugungen kundtue. Das ist der Grund, warum alle Religionen Essensregeln haben. Dreimal am Tag erinnere ich mich daran, dass ich das Leben wertschätze und anderen Lebewesen keinen Schmerz zufügen oder sie töten möchte.«

B

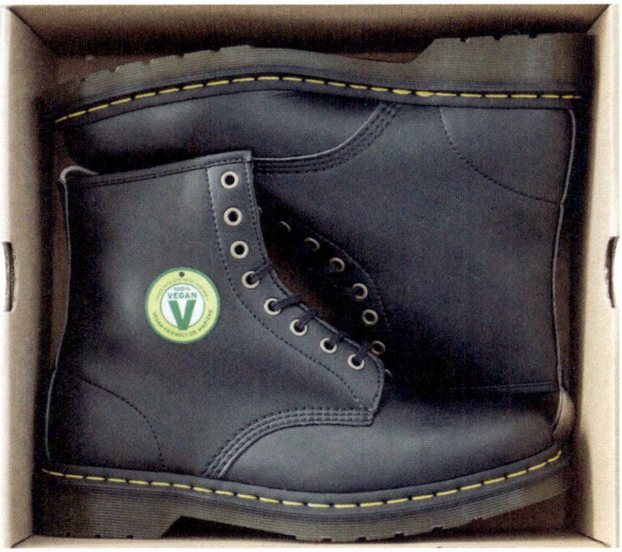

A Es wird immer leichter, sich vegan zu ernähren: Beispielsweise bietet Purple Carrot in den USA die Lieferung sämtlicher Zutaten für pflanzenbasierte Gerichte frei Haus an. So kann jeder mit geringem Aufwand selbst vegan kochen.

B Vegane Mode ist auf dem Vormarsch: Es gibt Schuhe und Stiefel, Gürtel und Taschen. Dinge, die früher aus Leder produziert wurden, sind jetzt tierproduktfrei oder »cruelty-free« – ohne Tierleid hergestellt – beispielsweise mithilfe von Kunstleder aus Polyurethan.

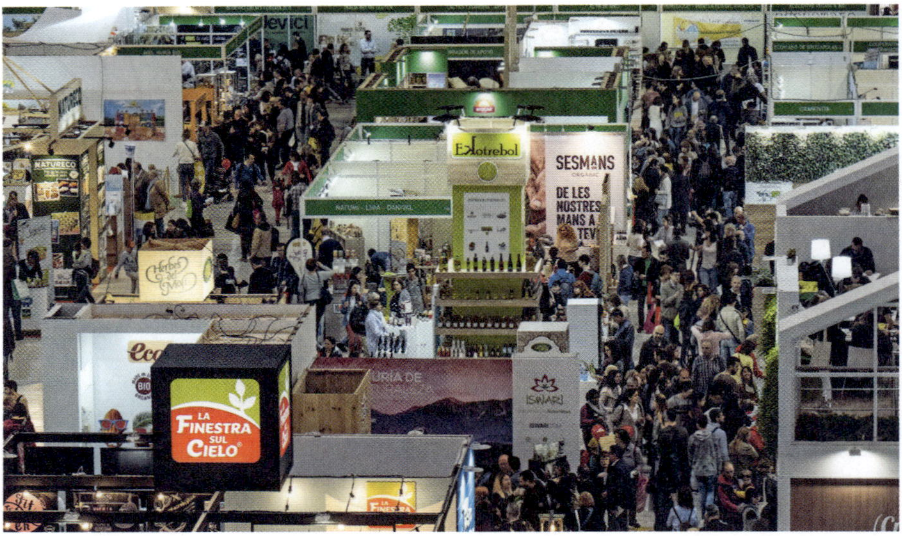

A

Der ehemalige US-amerikanische Vizepräsident und Umweltschützer Al Gore, federführend beteiligt an dem Film *Eine unbequeme Wahrheit* (2006), lebt seit 2013 vegan, genau wie der ehemalige US-Präsident Bill Clinton, der drei Jahre zuvor aus gesundheitlichen Gründen den gleichen Weg einschlug.

Nicht nur Prominente interessieren sich zunehmend für pflanzenbasierte Nahrungsmittel. Der Markt für vegane Produkte wächst weltweit. Vegane Restaurants und Bäckereien werden eröffnet, veganer Käse wird erzeugt und vegane Tiefkühlkost abgepackt. Selbst in Frankreich mit seiner traditionsreichen Esskultur, insbesondere im Hinblick auf Käse und Fleisch, nimmt die Nachfrage nach pflanzlichem Eiweiß (Tofu, Seitan etc.) zu.

2016 machte die Branche mehr als 34 Millionen Dollar Umsatz. Bis 2020 wird mit weiterem Zuwachs von 25 % im Jahr gerechnet.

Genau zu bestimmen, wie viele Veganer es gibt, ist schwierig. Menschen verstehen »vegan« unterschiedlich und machen ihre eigenen Angaben. Doch die Zahl derjenigen, die sich als »Veganer« bezeichnen, wächst. Die Zeitschrift *Vegan World* hat 2019 folgende Daten ermittelt: Die niedrigsten Werte verzeichnen Spanien und Frankreich mit 0,2 % beziehungsweise 0,3 % der Bevölkerung. Deutlich mehr sind es mit 1,6 % in Deutschland. In den USA waren es 2 %, in Schweden 4 %, in Israel 5 %, und 7 % der Polen leben vegan. Diese Zahlen belegen einen Trend, aber von indischen Verhältnissen sind wir noch weit entfernt: dort wird der Fleischkonsum traditionell eher kritisch gesehen, was dazu führt, dass 27 % der Bevölkerung angeben, sie ernährten sich tierproduktfrei. Weltweit rechnet man mit 1 Milliarde Veganern.

Tofu wird aus Sojabohnen hergestellt. Aus den gemahlenen Bohnen wird Sojamilch gewonnen, zum Gerinnen gebracht und nach dem Entwässern zu Blöcken gepresst.

Seitan ist Weizenprotein oder Gluten. Es hat eine fleischähnliche Textur und ähnelt Fleisch auch im Eiweißgehalt.

B

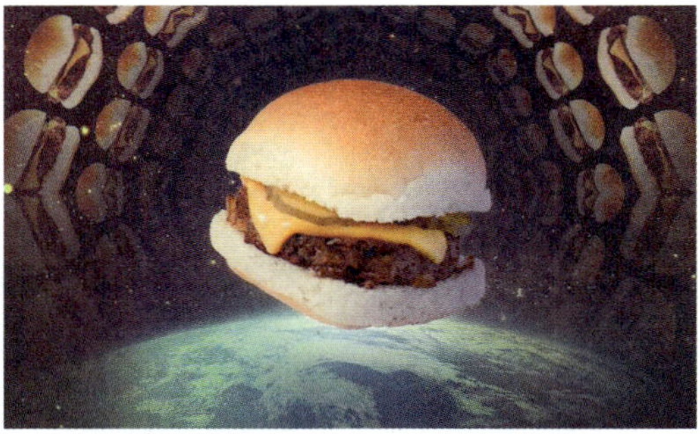

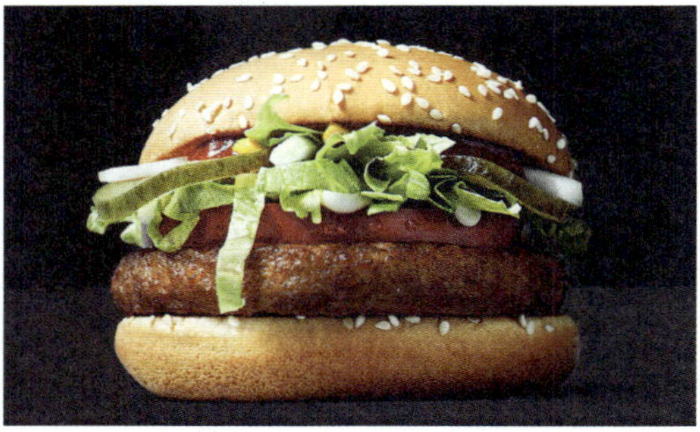

A Die Biocultura ist eine internationale Messe für ökologische und nachhaltige Produkte aus aller Welt, darunter immer mehr vegane Fleischersatzprodukte.

B Impossible Foods hat einen veganen Burger entwickelt, der »blutet« (oben). Das Erfolgsgeheimnis ist von Hefezellen produziertes Hämoglobin. Seit 2017 serviert *McDonald's* den McVegan (unten).

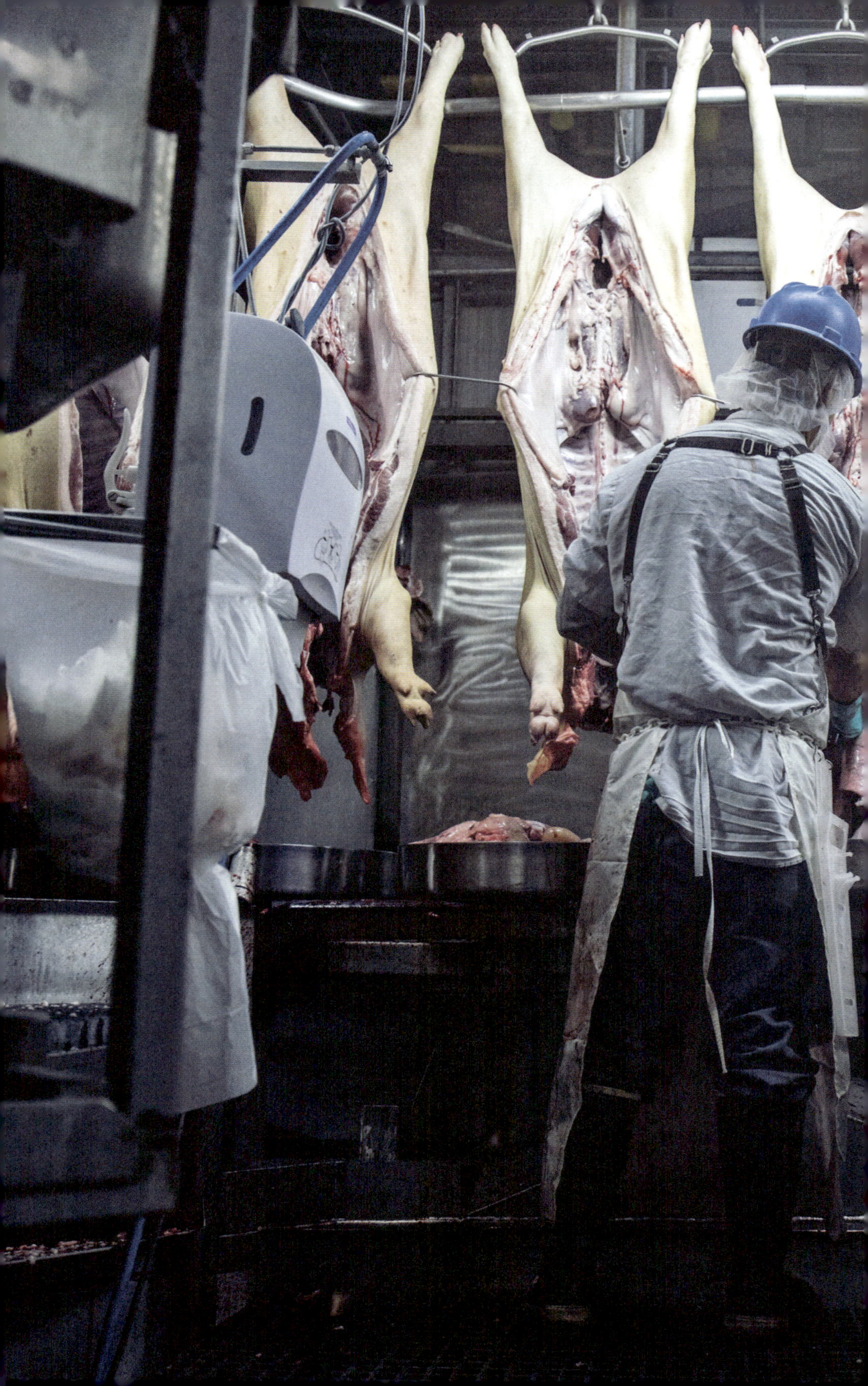

2. Warum heute vegan leben?

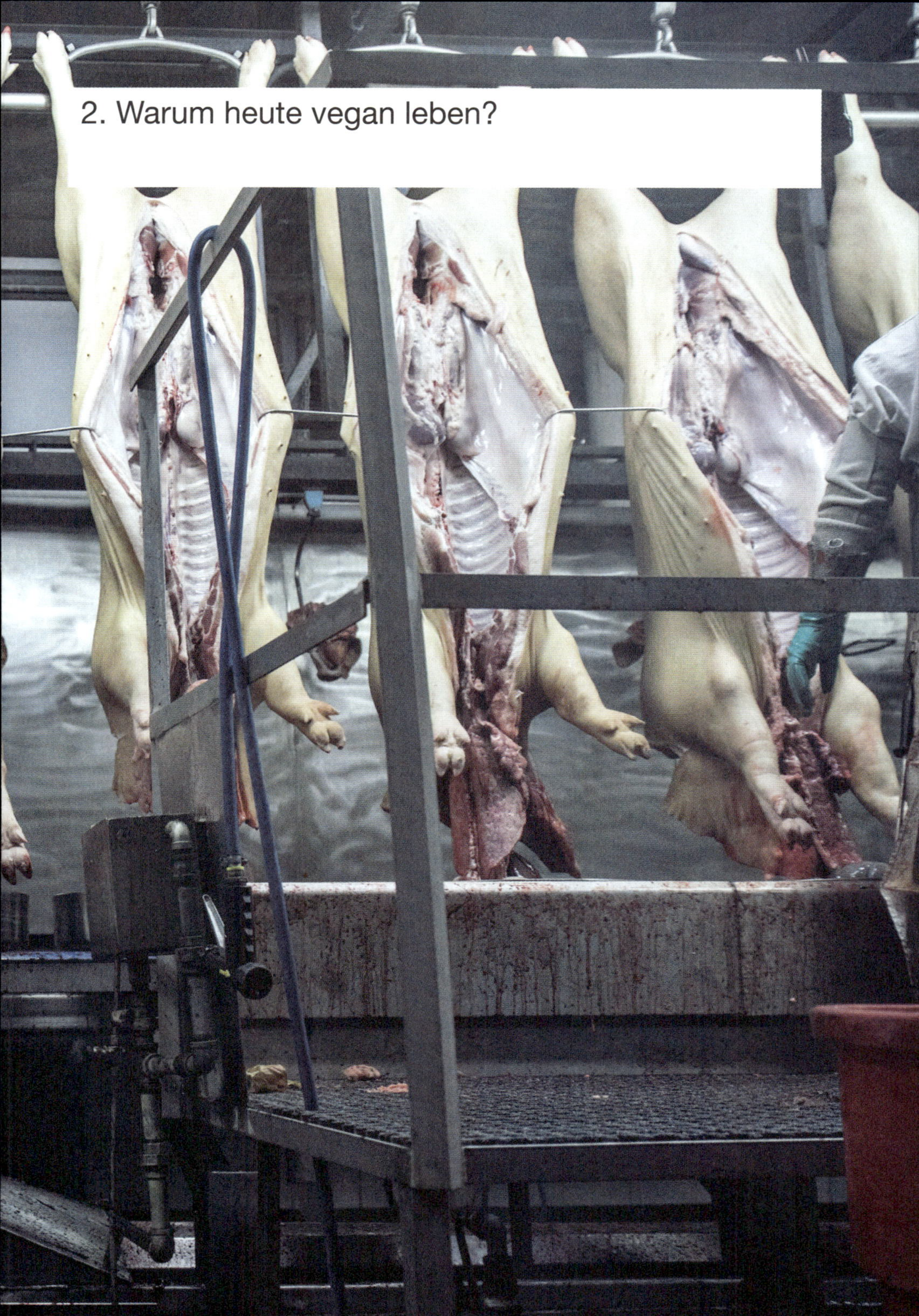

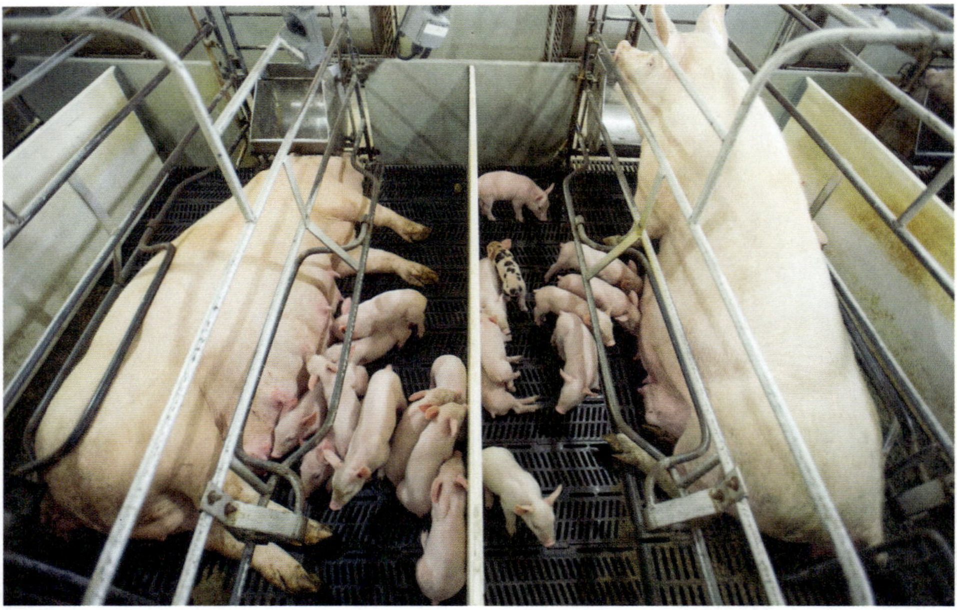

A

Die Gründe, vegan zu leben – moralische, ökologische und gesundheitliche –, sind auf interessante Weise verwoben.

Wer glaubt, Fleischessen ist Mord, sieht im Vegetarismus die Lösung für diesen moralischen Vorbehalt. Wer die Ausbeutung von Tieren für falsch hält, kann durch ein veganes Leben dem ethischen Dilemma entkommen.

Die ethischen Vorbehalte gegen die Ausbeutung von Tieren werden durch die moderne Tierhaltung deutlich verstärkt. Die Bedingungen sind häufig so schlecht, dass es leicht nachvollziehbar ist, wenn Menschen damit nichts zu tun haben wollen.

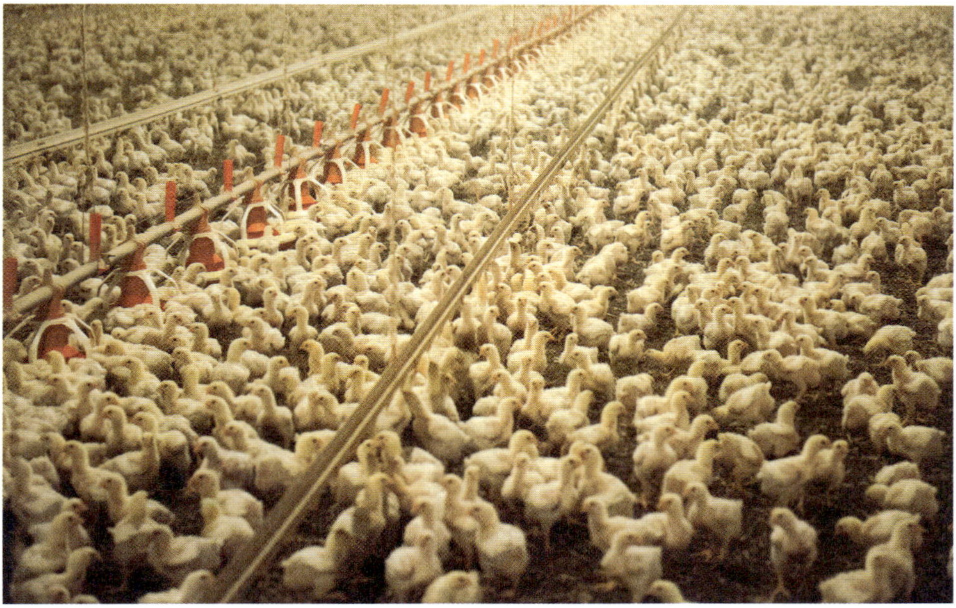

B

A Diese Zuchtsauen auf einem Bauernhof in Maryland sind in typischen Abferkelbuchten untergebracht. Sie können sich hinlegen, sich jedoch nicht umdrehen; natürliches Verhalten wie Wühlen im Boden ist nicht möglich.

B Masthühner leben nicht im Käfig, aber extrem beengt in einem Stall. Nach draußen kommen sie nie. Selbst bei der sogenannten »Freilandhaltung« ist der Aufenthalt im Freien nur eingeschränkt möglich, manche gelangen nie dorthin.

Massentierhaltung und industrielle Schlachtanlagen gehören zu einem System, das Effizienz und Wirtschaftlichkeit um jeden Preis anstrebt. Als CAFOs (»concentrated animal feeding operations«) werden in den USA Tierhaltungen mit mehr als 125 000 Masthähnchen, 82 000 Legehennen, 2500 Schweinen, 700 Milch- oder 1000 Fleischrindern bezeichnet, wobei einzelne Betriebe deutlich größer sein können. Die Konsequenzen sind vielfältig, darunter großes Tierelend. Ausgehend von den USA, wo es 2016 mehr als 19 000 solche Tierhaltungen gab, hat sich diese Form der Agrarindustrie weltweit verbreitet. In Deutschland regelt das Gesetz über die Umweltverträglichkeitsprüfung die intensive Tierhaltung, dennoch leben und sterben laut Albert-Schweitzer-Stiftung rund 745 Millionen Tiere pro Jahr in der Massentierhaltung. In Teilen Niedersachsens und Nordrhein-Westfalens werden mehr als 120 Schweine pro Hektar gehalten; laut *Spiegel* müssen aus der Region Weser-Ems jährlich 2,3 Millionen Tonnen Gülle abtransportiert werden, weil die Böden sie nicht mehr aufnehmen können. Selbst in Brasilien ersetzen CAFOs zunehmend die traditionelle Rinderhaltung. Und in Frankreich, wo die Bauern lange gegen die Massentierhaltung gekämpft haben, wurden Milchviehbetriebe mit 1000 Kühen eröffnet. Den Vereinten Nationen zufolge werden in CAFOs 72 % des Geflügels, 42 % der Eier und 55 % des Schweinefleisches weltweit erzeugt.

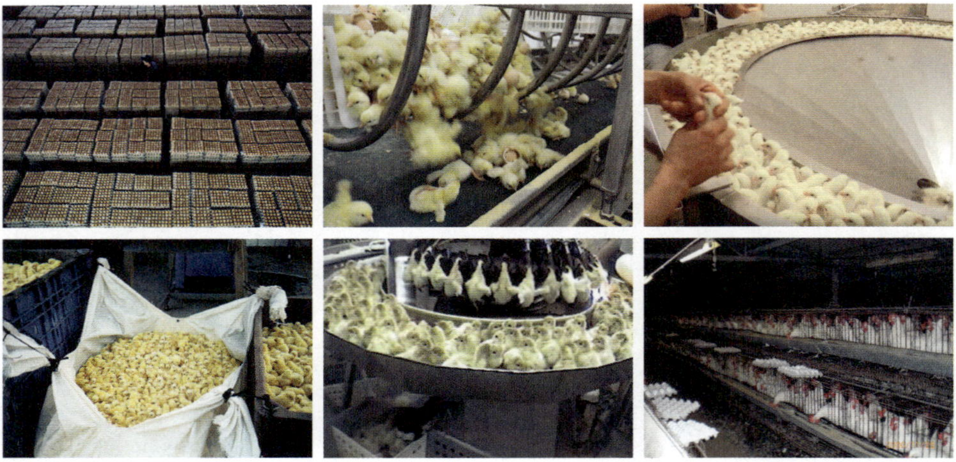

A

Hühner, egal ob zur Fleischerzeugung oder als Legehennen, werden in der Regel auf extrem engem Raum gehalten, auch wenn die Haltung in **Legebatterien** in der EU seit 2012 verboten ist. In so genannten Kleingruppenkäfigen oder ausgestalteten Käfigen nach EU-Norm werden auf einer Fläche von rund 2,5 qm^2 28 bzw. 33 Hühner gehalten. Die Kleingruppenhaltung läuft in Deutschland 2025 aus.

Legebatterien wurden entwickelt, um das Einsammeln der Eier zu erleichtern. Außerdem hindern sie die Hühner daran, sich zu bewegen, damit ihre Energie vollständig dem Eierlegen zugutekommt.

Bei der **Schnabelkürzung** wurde ein Teil des Schnabels abgeschnitten oder weggebrannt – ohne Betäubung. Das Verfahren ist schmerzhaft und nimmt den Hühnern einen Teil ihrer Sinneswahrnehmung.

In vielen Ländern der Welt unterzieht man schon die Küken einer **Schnabelkürzung**, damit sich die Tiere nicht durch das Hacken gegenseitig Schaden zufügen. In einer Hühnerschar herrscht eine strenge Hierarchie, die sogenannte Hackordnung: Vögel behaupten ihren höheren Status, indem sie nach Vögeln mit niedrigerem Status hacken. Solange die Ordnung gewahrt bleibt, koexistieren Hühner bei ausreichendem Lebensraum, Wasser und Futter allerdings friedlich. Schwierig wird es, wenn entweder der Platz oder das Futter knapp werden. Freilebende Vögel, die nicht zur Gruppe gehören, werden unter Umständen zu Tode gehackt. Hühner beginnen auch zu hacken, wenn sie gestresst oder frustriert sind, deshalb kürzt man in der Massentierhaltung schon den Küken den Schnabel. Diese Praxis ist in Deutschland seit Anfang 2017 verboten.

In der Fleischproduktion sieht es nicht besser aus. In Massentierhaltungen leben in großen, geschlossenen Hallen bis zu 30 000 Masthühner. Sie sind zwar nicht in Käfigen eingesperrt, haben jedoch ähnlich wenig Platz zur Verfügung. Unter solchen Bedingungen verbreiten sich Krankheiten schnell; daher werden in aller Regel Antibiotika eingesetzt.

Die modernen Hybridrassen sind sowohl für die Eier- wie für die Fleischproduktion optimiert. Diese Hühner ähneln kaum noch natürlichen Lebewesen, häufig können sie nicht richtig stehen oder laufen.

Die beengten, ungesunden Verhältnisse in den großen Ställen begünstigen die schnelle Verbreitung von Krankheiten – insbesondere Salmonellen. In den USA werden die Hühner daher nach dem Schlachten in Chlor gewaschen, um sie zu »desinfizieren«. Das kann funktionieren, wird jedoch häufig nicht gründlich genug gemacht; die Haut kommt mit ätzenden Chemikalien in Berührung, ohne den gewünschten Erfolg. Chlorbäder sind in der EU verboten; dort konzentriert man sich auf verbesserte hygienische Bedingungen, um die Verbreitung von Krankheitserregern von vornherein zu unterbinden.

B

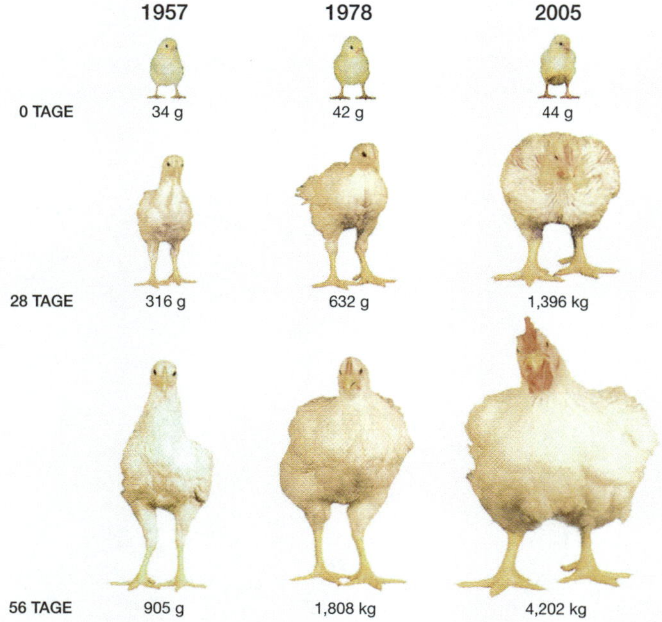

A Das Ausbrüten und Aufziehen von Legehennen erfolgt massenweise, praktisch unter den Bedingungen einer »Hühnerfabrik«. Dabei werden die männlichen Küken getötet: Sie werden vergast, erstickt oder lebendig geschreddert.

B Seit den 1950er-Jahren sind selbst die Küken um fast ein Drittel größer geworden, und sie wachsen fast zehnmal so schnell. Den Hühnern wurde eine extrem große Brust angezüchtet, um der Nachfrage zu entsprechen.

Den Säugetieren im Stall geht es nicht besser.

Schweine werden unter ähnlich qualvollen Bedingungen gehalten. Zuchtsauen leben in Abferkelbuchten, die so klein sind, dass sie sich nicht umdrehen können, und den Ferkeln werden häufig die Zähne gestutzt, damit sie sich in der Enge nicht beißen. Die Ställe haben Spaltenböden, damit die Fäkalien hindurchfallen. Das ist für Schweine, die eigentlich durch Wald und Flur streifen, so unnatürlich, dass man ihnen eigens härtere Füße angezüchtet hat.

Ebenso wie Hühner werden auch Schweine so gezüchtet, dass sie von weniger Futter schneller fett werden. Solche Tiere können nur noch in Massentierhaltungen überleben. In manchen Schlachthöfen werden mehr als 1000 Schweine pro Stunde betäubt; ein »humaner« Tod ist so unmöglich. Manche leben noch, wenn sie ins kochende Wasser eintauchen.

A

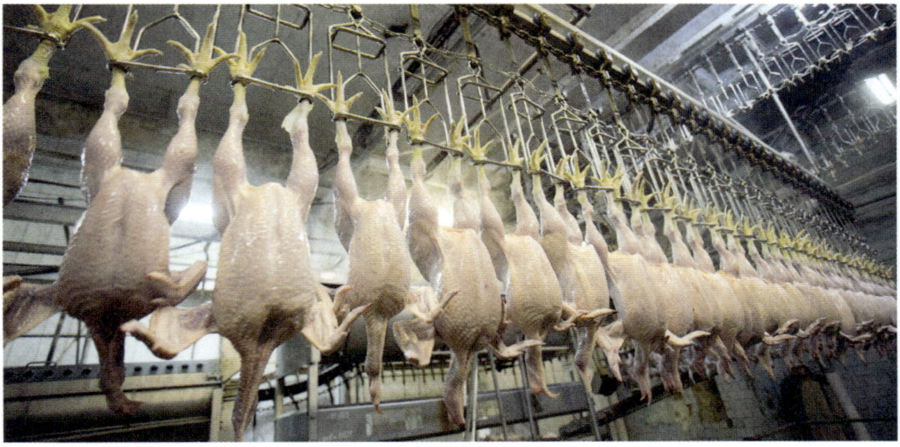

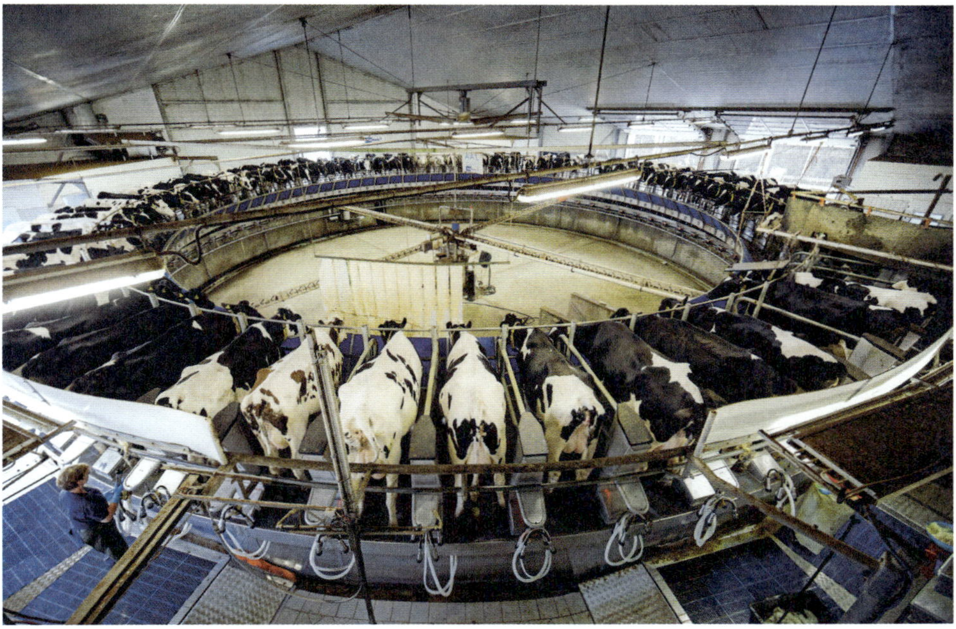

B

Wiederkäuer sind Tiere wie Rinder, Schafe und Hirsche, deren Mägen vier Kammern haben, um Gras, Blätter und andere faserreiche Pflanzen zu verdauen.

Milchkühe werden meist etwas besser behandelt. Vielerorts verbringen sie ihre Tage auf der Weide und haben im Winter ausreichend Platz im Stall. Aber auch in der Milchviehhaltung gibt es Betriebe, bei denen die Kühe jahrein jahraus eingesperrt sind. In den USA werden Kühe auf Milchfarmen in Ställen gehalten und mit Getreide gefüttert, anstatt auf der Weide zu grasen. Das Ergebnis sind Verdauungsprobleme, weil Kühe als **Wiederkäuer** auf die Verdauung von Gras eingestellt sind, nicht auf die Verdauung von Getreide. Außerdem können hochgezüchtete Milchkühe unter Euterschmerzen leiden, was ihnen das Stehen und Gehen erschwert.

A Die industrielle Schlachtung von Hühnern ist eine rasante Angelegenheit. Nicht jeder Vogel ist tot, ehe er ins kochende Wasser getaucht wird, um die Federn zu entfernen.

B Einst grasten Milchkühe auf Weiden; heute leben sie unter industriellen Bedingungen, die ihnen jedes natürliche Verhalten unmöglich machen. Manche verbringen ihr Leben im Stall, ohne je das Gras zu fressen, für das ihre Mägen gemacht sind.

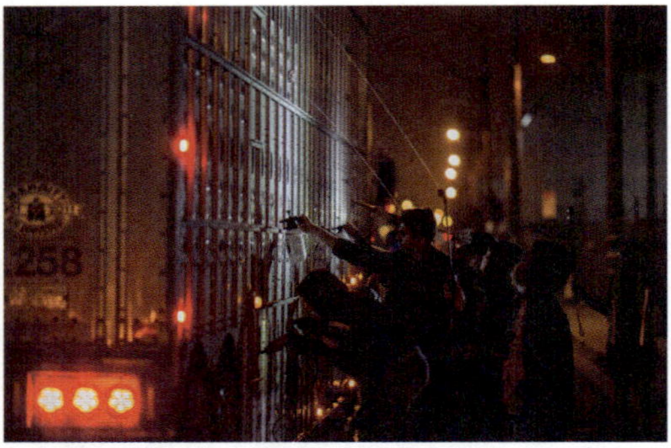
A

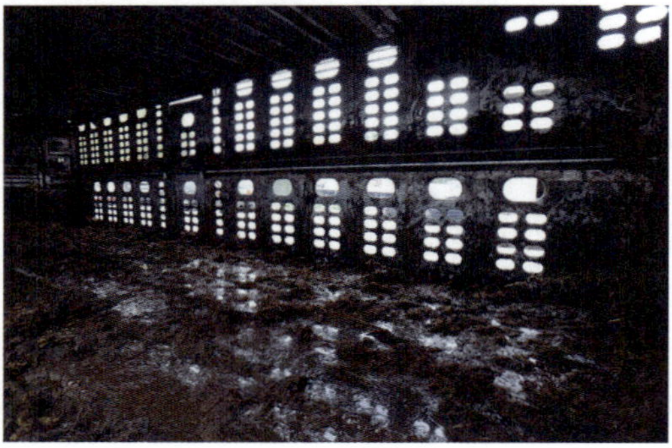
B

A Tierrechtler geben Schweinen bei deren Eintreffen am Farmer-John-Schlachthof in Vernon (Kalifornien) ein letztes Mal zu trinken. Mit solchen Aktionen wird gegen die Bedingungen bei Haltung, Transport und Schlachtung der Tiere protestiert.

B Bei der Ankunft am Schlachthof ist der Boden des Lastwagens mit Fäkalien bedeckt. Die Tiere stehen in ihren Exkrementen und atmen die giftigen Dämpfe ein.

C Schlachter bei der Arbeit in einem Schlachthof in Nairobi (Kenia). Sie müssen die Tiere auf Plastiktüten untersuchen, die in Kenia seit 2017 verboten, in Bäumen und Büschen jedoch häufig zu finden sind und von den Tieren verschluckt werden.

In Deutschland haben nur etwa 35 % der Rinder Weidegang, der Großteil lebt in Laufställen, rund 20 % leben in artwidriger Anbindehaltung. Die Massentierhaltung macht auch sie anfällig für Krankheiten.

Die in den USA übliche Haltung in Feedlots vor der Schlachtung bedeutet ebenfalls, dass die Rinder auf den überfüllten und verschmutzten Flächen kein Gras fressen können. Stattdessen werden sie schnell und billig gemästet. Sie erhalten Getreide, häufig Mais, Silage und Protein aus Sojabohnen. In der konventionellen Kälbermast in Deutschland werden die Tiere mit Milchaustauscher gefüttert. Oft erhalten sie wenig wiederkäuergerechtes Raufutter, um eine helle Fleischfarbe zu erzielen. Kälber werden innerhalb von 13 bis 16 Wochen teilweise auf mehr als das Dreifache ihres Ausgangsgewichts gemästet. Mit einem Gewicht von 130 bis 200 kg sind sie im Alter von weniger als fünf Monaten schlachtreif.

Hinzu kommt, dass viele Tiere nachweislich Angst, Panik und Schmerz empfinden, wenn sie geschlachtet werden sollen.

Für viele Tiere ist bereits der Transport zum Schlachthof eine stressige, gesundheitsgefährdende Reise. Viehtreiber, die den Tieren Elektroschocks versetzen, werden verwendet, um sie in die Fahrzeuge zu bewegen. Dort ist es heiß und eng, Wasser ist häufig Mangelware. Das Gestoße, der Lärm und die plötzliche Bewegung, wenn die Tiere sich über Rutschen und Rampen bewegen müssen, lösen physischen Stress aus, der die Fleischqualität mindert.

c

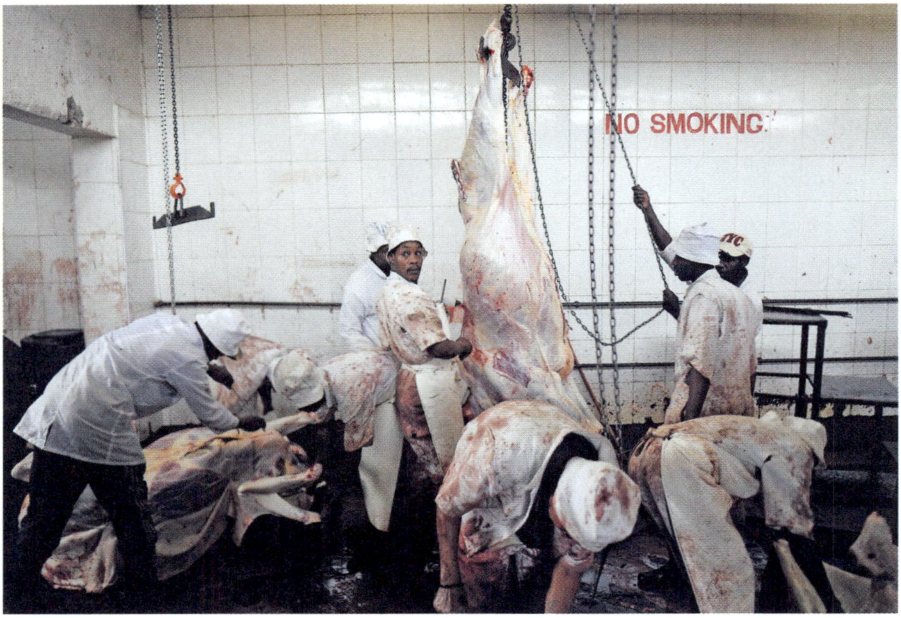

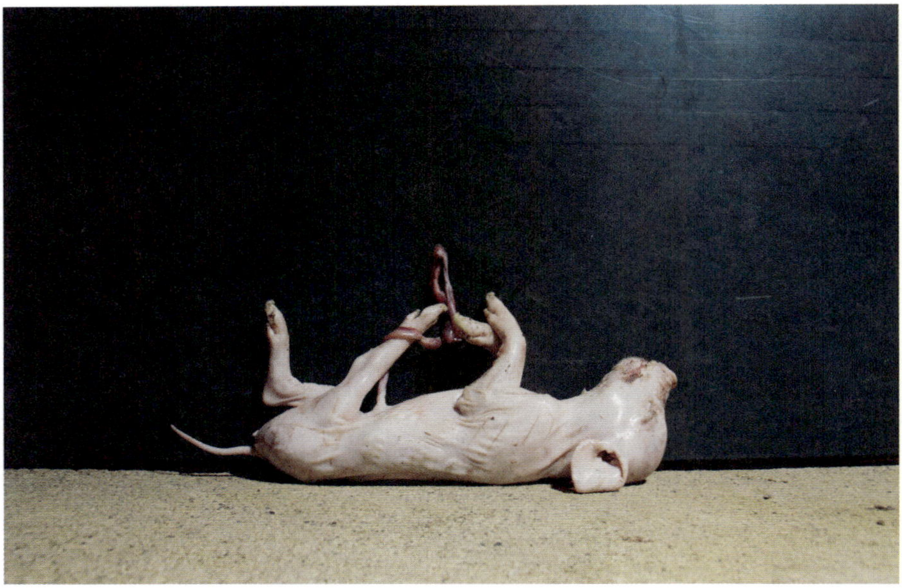

A

Schlechte Haltungsbedingungen sind verantwortlich für körperliche Beschwerden, außerdem hindern sie die Tiere daran, ihr natürliches Verhalten zu zeigen, das zu ihrem Wohlbefinden beiträgt. Das Ergebnis sind Stress, Aggression oder Selbstverletzungen, die Lösungen teils widersinnig: Schweine können sich nicht im Schlamm wälzen, um sich abzukühlen, deshalb müssen ihre Ställe klimatisiert werden; Hühner können keine Sandbäder nehmen, um sich vor Milben und Läusen zu schützen, deshalb werden Pestizide eingesetzt.

Verhaltensdeformationen wirken sich auf die Beziehungen der Tiere zueinander aus. Hühner können keine natürliche Hackordnung etablieren und hacken sich selbst. Milchkühe werden gleich nach der Geburt von ihren Kälbern getrennt, während ein Kalb in der Natur neun bis zwölf Monate gesäugt wird. Schweine – soziale Tiere, die schlauer sind als Hunde und genauso anhänglich – können keine Kuhlen für die Geburt graben und ihren Ferkeln kein Sozialverhalten beibringen.

Die Lebensbedingungen der Tiere in der Massentierhaltung sind haarsträubend, gleichzeitig schaden sie auch den Mitarbeitern. Wer mit Exkrementen in großer Menge hantiert, kann mit Bakterien oder Viren kontaminiert werden oder Atembeschwerden entwickeln. Impfungen und die Behandlung von großen Tierbeständen mit Antibiotika bergen das Risiko, dass die Mitarbeiter diese Stoffe versehentlich selbst aufnehmen, und es gibt Berichte von psychologischen Traumata, weil Mitarbeiter den Tieren, für die sie sorgen sollen, Schaden zufügen müssen. Viele Hühner und Ferkel in der Massentierhaltung werden getötet, weil sie krank sind: Ferkel durch einen Schlag auf den Kopf, Hühner indem man sie auf den Boden wirft.

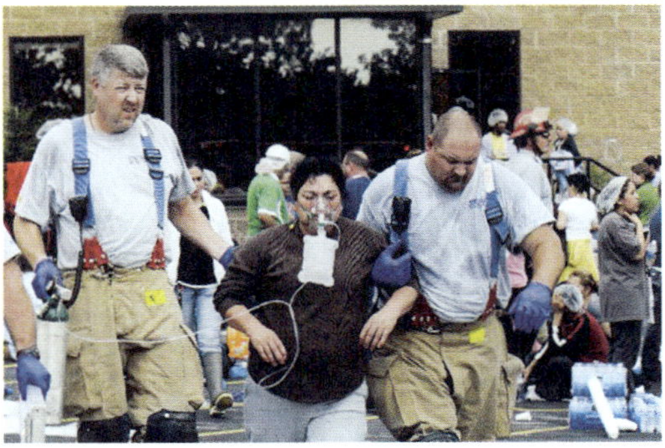

B

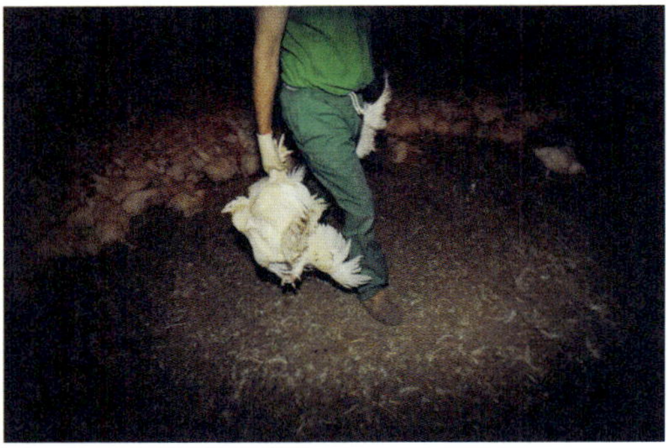

C

A Viele Ferkel kommen in der Massentierhaltung ums Leben. Manche werden krank, andere werden schlicht erdrückt. Und sie sind nicht allein: die Sterberate unter den Sauen in US-amerikanischen Mastbetrieben hat sich zwischen 2013 und 2016 verdoppelt.

B Nach einem Chlorleck verlassen Arbeiter die Tyson-Hühnerfabrik in Springdale (Arkansas). Die Substanz dient dazu, das Fleisch zu desinfizieren.

C Ein Mitarbeiter geht durch einen Hühnerstall, um tote oder verletzte Vögel einzusammeln – eine Aufgabe, die regelmäßig durchgeführt werden muss.

A Arbeiter in China zerteilen Hühner für den Verkauf. Billige Arbeitskräfte machen es möglich, dass China Tiere zur Verarbeitung importiert und die Teile wieder exportiert.

B In einer Fabrik nahe Visoko (Bosnien) wird das Fleisch von Halal-Hühnern verpackt. Bosnien positioniert sich als Exporteur von Fleisch, das den islamischen Speisegesetzen entspricht – die CO_2-Bilanz scheint niemanden zu interessieren.

Das Tempo, das in der Fleischverarbeitung vorgelegt werden muss, sowie die scharfen Werkzeuge und starken Chemikalien führen dazu, dass es doppelt so oft wie im Durchschnitt zu Verletzungen kommt. Und die können erheblich sein: eingeklemmte Nerven, gebrochene Knochen und tiefe Schnitte neben gezerrten Muskeln und Rückenproblemen.

Manche Menschen beziehen mit ihrer veganen Ernährung gegen das System der industriellen Haltung und Verarbeitung von Tieren und seine Grausamkeit Stellung. Wer vegane Lebensmittel kauft, unterstützt solche Praktiken nicht. Wer von diesem System angewidert ist, aber nicht prinzipiell gegen Tierhaltung, sollte sich vielleicht für verbesserte Haltungsbedingungen einsetzen.

A

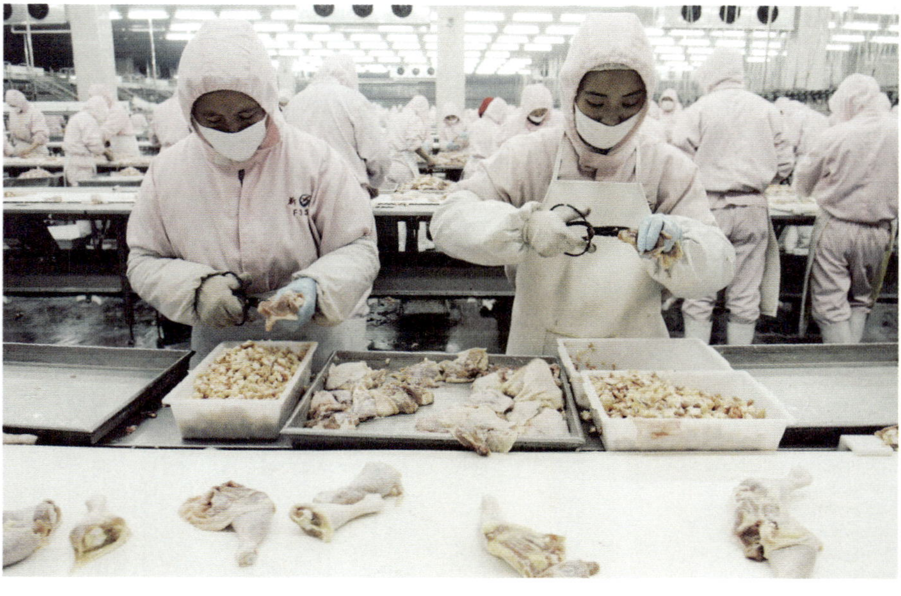

Schweine könnten auf einer Wiese ihr natürliches Sozialverhalten ausleben; Hühner könnten ihre Tage auf Feldern beim Scharren und Picken verbringen; Rinder, die sich von Gras ernähren, könnten mit ihren Hufen und ihrem Dung ausgelaugte Böden verbessern. Es wäre teurer, Tiere so zu halten, und es gäbe nicht so viele von ihnen. Dabei würde es uns guttun, weniger Fleisch zu essen – wie wir gleich sehen werden.

Genauso schrecklich wie die Behandlung der Tiere können die Auswirkungen der Massentierhaltung auf die Umwelt sein. Auch deshalb leben Menschen vegan.

B

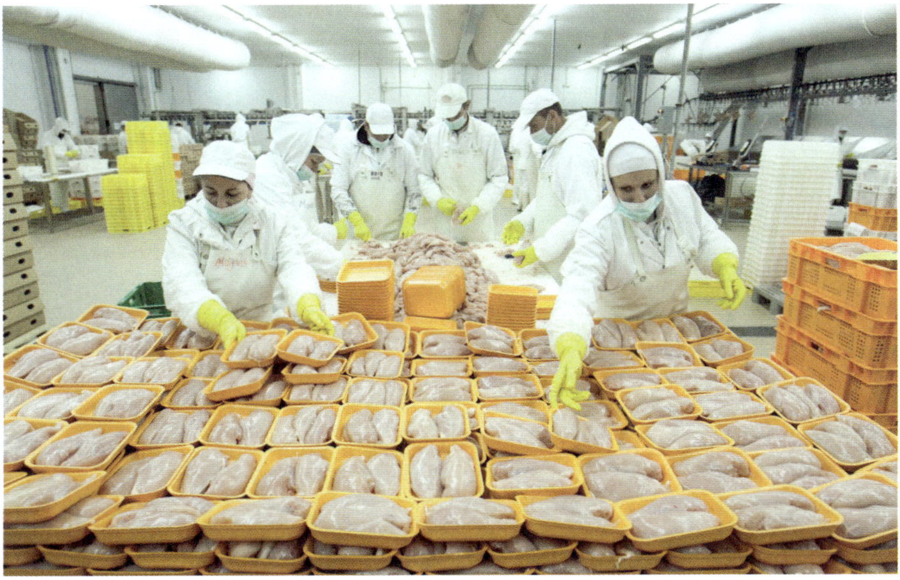

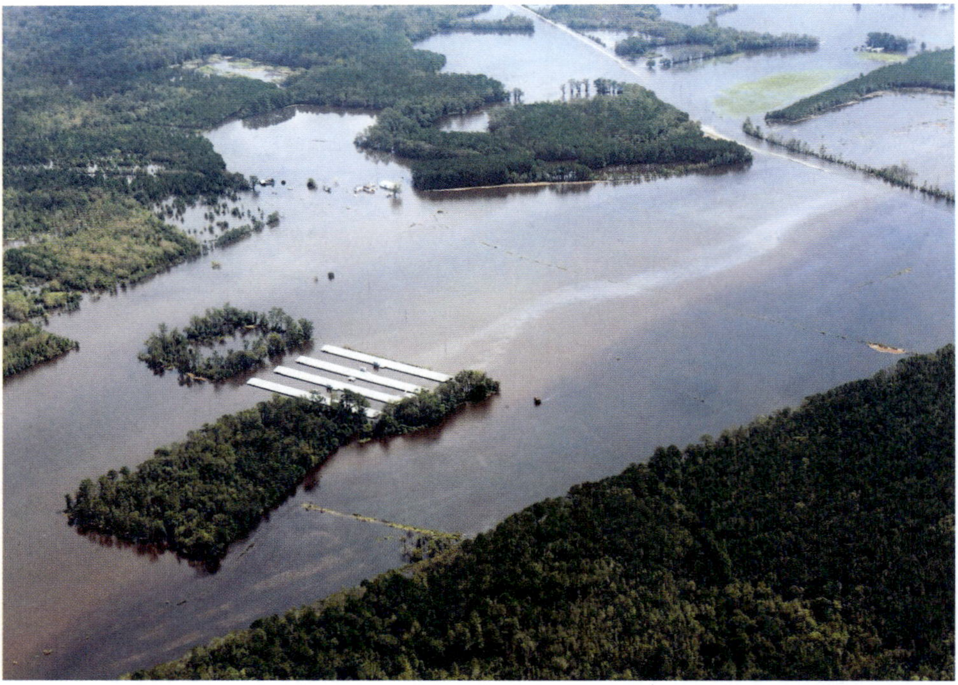

A

Bei der traditionellen Tierhaltung ist die Gülle Teil eines Kreislaufs: Die Ausscheidungen werden dem Boden als **Dünger** wieder zugeführt. Weidetiere belüften den Boden beim Grasen; Hühner halten Insekten durch Picken in Schach. Diese Rückkoppelung wird durch Stallhaltung verhindert. Die industrielle Massentierhaltung produziert mehr Gülle, als von den Feldern aufgenommen werden kann.

Ein Teil der Fäkalien aus der Massentierhaltung kann als Dünger dienen, aber es gibt zu viel davon.

Dünger dient dazu, dem Boden wertvollen Stickstoff und Phosphat zurückzugeben. Tierdung gilt als hochwertig, weil er den Stickstoff langsam abgibt. Zu viel Stickstoff auf einmal kann den Pflanzen schaden.

Gülleansammlungen in Schweineställen verbreiten einen üblen Geruch weit über die Stallungen hinaus; die Reinigung mit Frischwasser erhöht den allgemeinen Wasserverbrauch. In den US-amerikanischen Feedlots lagern sich die Rückstände am Boden ab und werden vom Regen in nahegelegene Gewässer gespült.

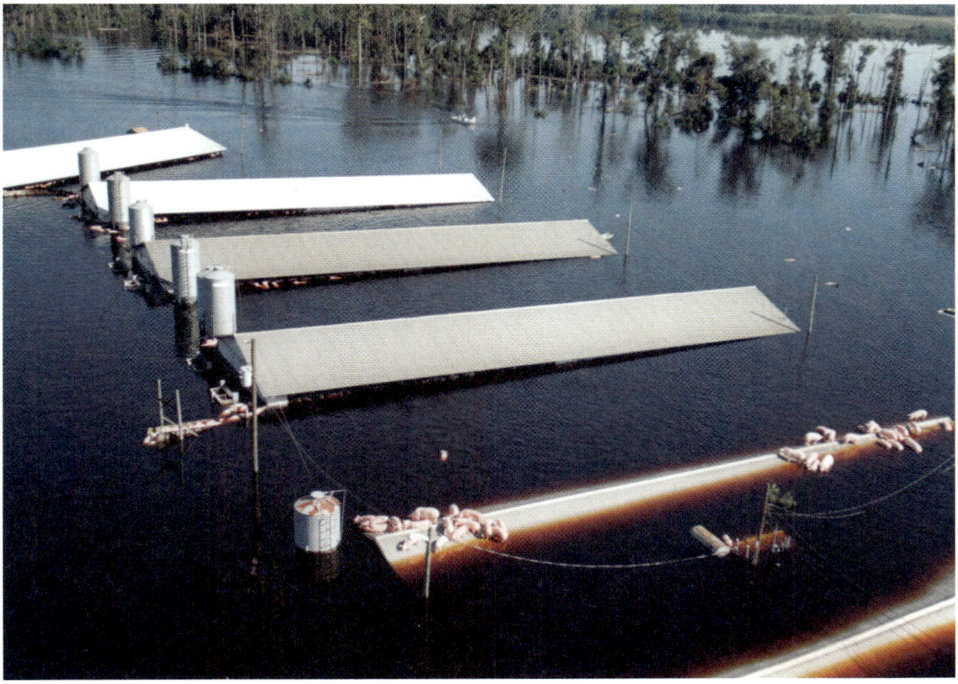
B

Nicht nur die reine Menge der Ausscheidungen ist problematisch, bei der Massentierhaltung werden außerdem Kot und Urin vermischt. Urin ist reich an Stickstoff, Kalium und anderen Nährstoffen, die sich als Dünger eignen, enthält jedoch auch Natrium. Und der Stickstoff ist häufig so hoch konzentriert, dass er verdünnt werden muss. Durch die Vermischung können die Fäkalien insgesamt als Dünger unbrauchbar werden.

A/B Mehr als 110 Jauchegruben mit Schweinegülle wurden 2018 durch Hurricane Florence in North Carolina überschwemmt. Viele wurden dabei beschädigt und entließen ihren Inhalt in die Fluten und die Umwelt, was zu großflächiger Kontamination führte. Frühere Überschwemmungen hatten bereits gezeigt, dass die Werte für Kolibakterien und *Clostridium perfringens* gefährlich ansteigen können, selbst nachdem das Wasser sich zurückgezogen hat.

Die industrielle Massentierhaltung verbraucht viel Frischwasser, was sich besonders in trockenen Regionen negativ auf die Umwelt auswirkt. Um Fleisch zu erzeugen, wird mehr Wasser benötigt als für andere Nahrungsmittel; etwa ein Viertel des Frischwassers weltweit fließt alljährlich in die Tierhaltung.

Rindfleisch, der schlimmste Übeltäter, verschlingt ganze 15 400 l Wasser pro Kilogramm. Bei den meisten Hülsenfrüchten werden für 1 kg rund 4000 l benötigt, bei Sojabohnen allerdings nur die Hälfte. Obst und Gemüse sind deutlich weniger durstig: Äpfel benötigen nur 822 l Wasser pro Kilogramm geernteter Früchte.

> Die Antibiotika, die den Tieren verabreicht werden, verschwinden danach nicht einfach; sie bleiben im Fleisch, in den Ausscheidungen der Tiere und in der Umwelt.

Dadurch wächst die **Resistenz gegen Antibiotika**. Das liegt zum Einen daran, dass den Menschen zu viele Antibiotika verschrieben werden, die mitunter wirkungslos verpuffen – bei Viruserkrankungen etwa – oder weil die Behandlung abgebrochen wird. Das Gleiche passiert, wenn die Dosierung für die Tiere zu gering ist, was in

Unter **Antibiotikaresistenz** versteht man die Widerstandsfähigkeit eines Bakteriums gegen diese Medikamente. Sie entsteht, wenn ein Bakterium einem Antibiotikum ausgesetzt, jedoch nicht getötet wird und sich dann vermehrt.

A

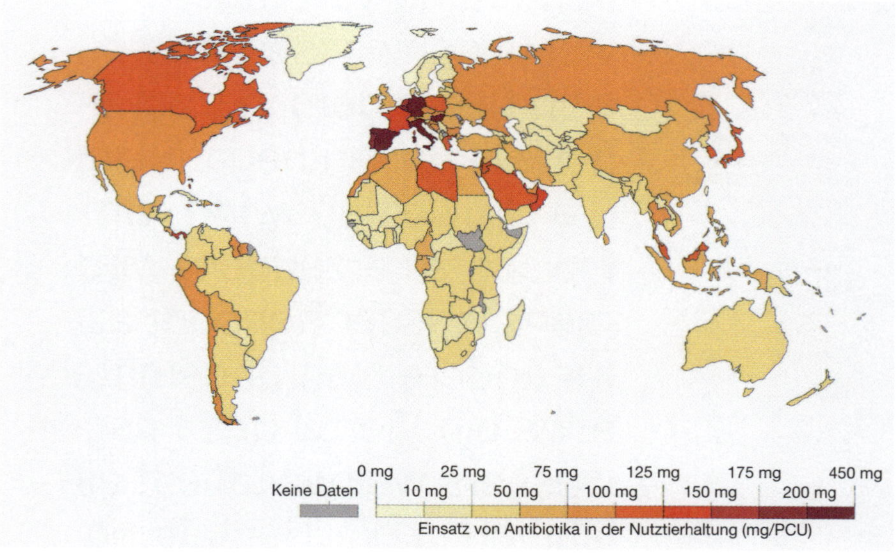

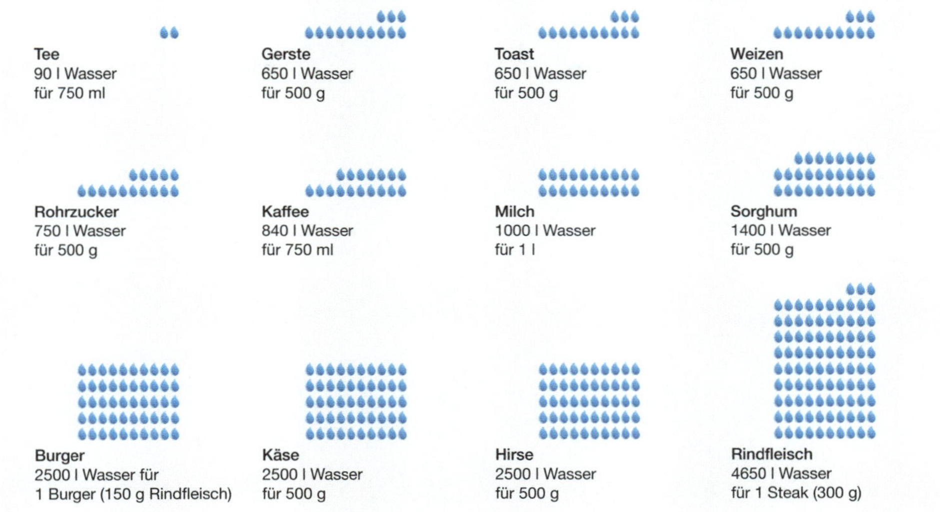

B

Massentierhaltungen häufig vorkommt. Allerdings gibt es in diesem Bereich Fortschritte. Seit 2012 wurde der Einsatz von Antibiotika in der Fleischhähnchenhaltung in Großbritannien dramatisch reduziert. Heute macht er noch 22 % des Antibiotikaeinsatzes in der Fleischerzeugung insgesamt aus (bei einem Geflügelanteil am Fleischverzehr von 50 %). Weil es eine Nachfrage nach antibiotikafreiem Hühnerfleisch gibt, wird die Verwendung auch in den USA reduziert. In Deutschland hingegen ist laut *Stern* seit Anfang 2016 bei den Masthühnern ein Anstieg zu verzeichnen.

A Diese Karte von 2010 zeigt, dass die Verwendung von Antibiotika in der Tierhaltung vor allen Dingen ein Problem der Industrieländer ist, sich jedoch weltweit ausbreitet.

B Diese Grafik veranschaulicht den Wassereinsatz in der Nahrungsmittelproduktion laut waterfootprint.org. Tierische Produkte verbrauchen deutlich mehr Wasser als pflanzenbasierte Nahrungsmittel.

Grob gesagt verbraucht die Ernährung eines Fleischessers 17-mal mehr Land, 14-mal mehr Wasser und 10-mal mehr Energie als die eines Veganers. In diese Zahlen geht die Landfläche ein, die wir zum Futteranbau brauchen. Von den 5 Milliarden Hektar landwirtschaftlicher Nutzfläche weltweit dienen fast 70 % der Weidetierhaltung oder dem Futteranbau. Etwa 40 % des angebauten Getreides und mehr als 80 % der Sojaernte werden verfüttert. Inzwischen gibt es Firmen, die versuchen, Fleisch aus tierischen Stammzellen im Labor zu züchten. 2019 kostete die Erzeugung von 115 g stolze 600 Dollar – während es 2013 noch 300 000 Dollar gewesen waren. Dieses Fleisch entsteht, ohne ein Tier zu töten, zu misshandeln oder die Umwelt zu zerstören. Aber bis zur Markteinführung dürfte es noch dauern.

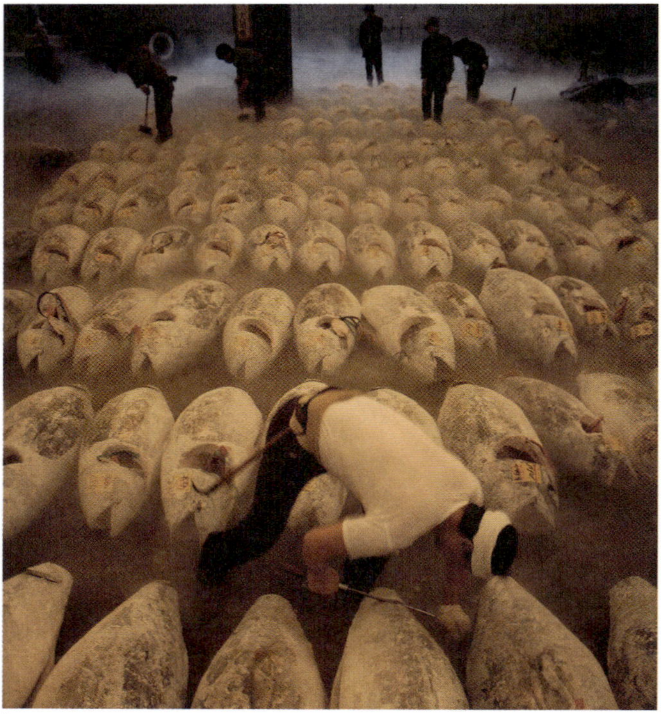

A

Von **Überfischung** spricht man, wenn mehr Fische aus dem Meer entnommen werden als »nachwachsen«, was bedeutet, dass der Bestand dieser Fischart abnimmt.

Beifang ist alles, was im Netz landet, aber nicht verkauft werden kann oder soll. Dazu gehören Delfine, Schildkröten, Haie und andere Fischarten. Beifang kommt beim Fischfang häufig ums Leben.

Als **Aquakultur** bezeichnet man die kontrollierte, planvolle Aufzucht von im Wasser lebenden Organismen.

Die Nutzung von Tieren für die menschliche Ernährung hat auch für die aquatischen Lebensräume gravierende Folgen: Verschmutzung von Gewässern, Zerstörung der Umwelt durch die Fischerei und abnehmende Fischbestände.

2016 waren fast 90 % der Fischbestände erschöpft oder **überfischt**, im Jahr 2000 galt das erst für 65 %. Der durchschnittliche Verbrauch pro Kopf und Jahr lag 2016 bei 20 kg, verglichen mit 10 kg in den 1960er-Jahren. Um der Nachfrage gerecht zu werden, entwickelte die Branche Techniken, die der Umwelt weiteren Schaden zufügen: Haken und Schleppnetze schleifen über den Meeresgrund; darin sterben Tiere, auf die man es gar nicht abgesehen hat, der so genannte **Beifang**.

Die meisten **Aquakulturen** machen die Sache nicht besser. Es gab positive Entwicklungen, aber meist werden mehr Ressourcen verbraucht, häufig kleinere Fische, um die gezüchteten Arten zu erzeugen. Es entsteht also ein Nettoverlust. Hinzu kommen die Verwendung von Antibiotika und Gewässerverschmutzung. Immer wieder entkommen Fische aus Farmen in die freie Natur, wo sie Krankheiten verbreiten oder den Genpool verändern. Manche Aquakulturen, etwa Austern oder Miesmuscheln, sind unbedenklich und tragen zur Reinhaltung des Wassers bei.

Für strenge Veganer ist selbst eine Austernzucht, die der Umwelt guttut, Ausbeutung von Tieren. Für diejenigen, die an die Umwelt denken, sind Aquakulturen von Muscheln jedoch kulinarisch wie ökologisch etwas Gutes.

A Tiefgefrorene Thunfische warten auf dem Tsukiji-Fischmarkt in Tokio auf ihre Versteigerung. Die Nachfrage steigt, weil Sushi außerhalb Japans an Popularität gewinnt. Mehrere Arten gelten bereits als gefährdet.

B Die Schleppnetzfischerei, entweder im Wasser oder auf dem Meeresboden, ist besonders zerstörerisch, weil sie keine Unterschiede zwischen Fang und Beifang macht.

C Ringwadennetze werden kreisförmig ausgelegt. Dann zieht man das Netz zusammen und holt es mit allem, was darin ist, aus dem Meer. Meist fällt dabei weniger Beifang an als bei der Schleppnetzfischerei.

Altruismus und Nachhaltigkeit mögen die Beweggründe zahlreicher Veganer sein, viele denken jedoch auch an ihre Gesundheit. Eine vegane Ernährung bringt gesundheitliche Vorteile.

B

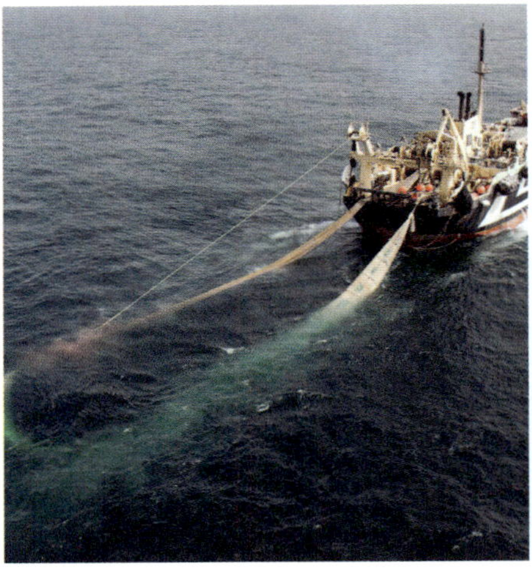

C

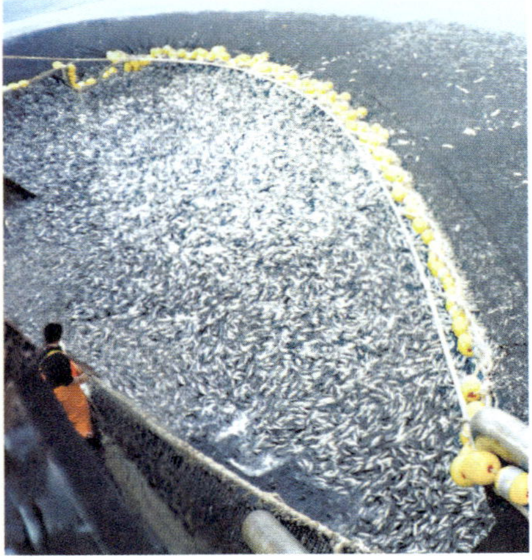

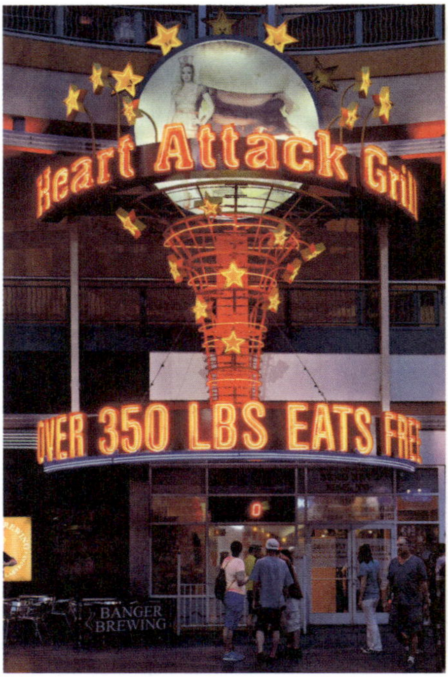

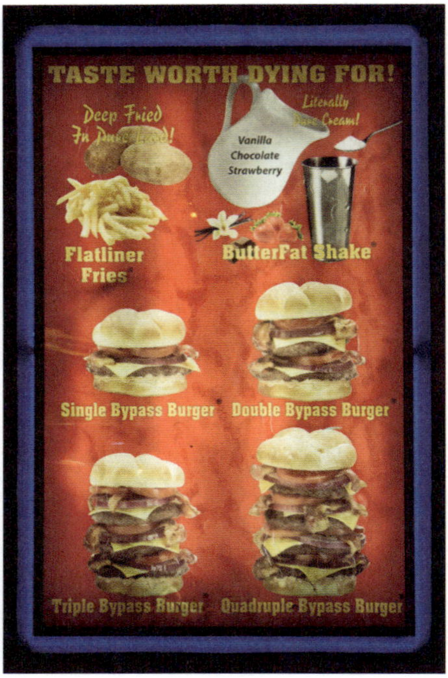

A

Im Allgemeinen essen Veganer mehr Ballaststoffe und mehrfach ungesättigte Fettsäuren. Sie nehmen mehr Folsäure, Vitamin C und E, Magnesium und sogar Eisen auf. Eine vegane Ernährung enthält weniger Kalorien, Fett und Cholesterin. Das wirkt sich positiv auf die Gesundheit aus und sorgt für bessere Cholesterinwerte, einen niedrigeren Blutdruck, ein geringeres Herzinfarktrisiko und weniger **Diabetes Typ 2**. Selbst manche Krebsarten treten bei Veganern seltener auf.

Diabetes Typ 2, früher bekannt als Altersdiabetes, bedeutet, dass der Körper entweder nicht genug Insulin produziert oder das vorhandene Insulin nicht verwerten kann. Dadurch wird es für den Körper schwierig, die im Blut vorhandene Glukose zu verarbeiten und zu nutzen. Der Blutzuckergehalt steigt, und das führt zu Symptomen wie Müdigkeit, Kreislauf- und Nierenproblemen, Sehstörungen. Wenn man nichts dagegen unternimmt, können ein Herzinfarkt oder ein Schlaganfall die Folge sein.

Cholesterin ist eine fettähnliche Substanz, die unter anderem zum Aufbau von Zellen und Hormonen benötigt wird. Unser Körper produziert sein Cholesterin selbst. Zusätzliches Cholesterin kann daher den Cholesterinspiegel in unserem Körper, besonders das LDL oder schlechte Cholesterin in unserem Blut, gefährlich erhöhen. Zu viel Cholesterin verstopft die Arterien, erhöht den Blutdruck und führt zu Herzleiden.

Gesättigtes Fett ist in der Regel bei Zimmertemperatur nicht flüssig. Es ist in Fleisch, Eiern, Milchprodukten, manchen Fischen und Meeresfrüchten, außerdem in Kokos- und Palmöl enthalten.

Weil Veganer keine Tierprodukte essen – und **Cholesterin** kommt *nur* in Tierprodukten vor – überrascht es nicht, dass sie weniger unter den Folgen eines erhöhten Cholesterinspiegels leiden.

Außerdem enthält eine vegane Ernährung meist weniger **gesättigtes Fett**. Obwohl auch manche Pflanzenöle wie Kokos- oder Palmöl gesättigtes Fett enthalten, findet es sich doch überwiegend in Tierprodukten. Bei der im Westen üblichen Ernährung mit dem Schwerpunkt auf Fleisch nehmen die Menschen sehr viel mehr gesättigtes Fett auf, als gesund ist. So essen die Briten im Durchschnitt 29 % mehr gesättigtes Fett, als der Empfehlung entspricht; die Amerikaner essen 18 % mehr als empfohlen. Und dann ist da noch das französische Paradox: Die Franzosen essen deutlich mehr Fett als die Amerikaner – 108 g im Vergleich zu 72 g – trotzdem sind in Frankreich Herzerkrankungen seltener. Ein Widerspruch, der viele Erklärungsversuche provoziert hat, unter anderem wurde der höhere Rotweinkonsum als Ursache vermutet. Berücksichtig man allerdings, dass die Franzosen sich abwechslungsreich ernähren, mit viel Obst, Gemüse und anderen gesunden Dingen, dann hat sich das Paradox erledigt.

Selbst das gesündeste Fleisch enthält Cholesterin und gesättigte Fette. Im schlimmsten Fall sind die Werte hoch, und bei verarbeitetem Fleisch sind vermutlich große Mengen Natrium und andere Zusatzstoffe enthalten. 2015 ging die Weltgesundheitsorganisation so weit, verarbeitetes Fleisch als »karzinogen« (krebserregend) einzustufen, zusammen mit Asbest und Arsen.

B

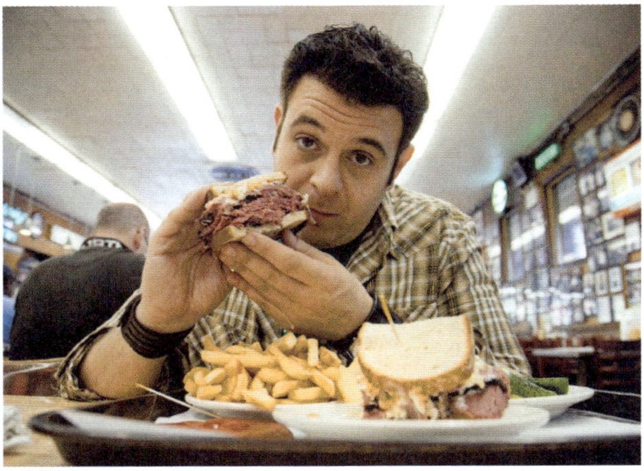

A Dass der Verzehr von reichlich rotem Fleisch gesundheitliche Probleme mit sich bringt, ist kein Geheimnis. Die Gäste des *Heart Attack Grill* in Las Vegas (Nevada) lassen sich davon nicht abhalten.

B Für die Fernsehserie *Verdammt lecker!* bereist Adam Richman die USA und stellt regionale Spezialitäten vor, die er in XXL-Portionen verschlingt – darunter 2-kg-Sandwiches und literweise Cocktails.

Weil unser Körper aus gesättigtem Fett Cholesterin herstellt, kann die Aufnahme gesättigter Fette zu einem hohen Cholesterinspiegel führen. Da überrascht es nicht, dass Veganer damit weniger Probleme haben.

Bessere Cholesterinwerte gehen in der Regel mit niedrigerem Blutdruck einher. Wenn die Arterien verengt sind, muss das Herz schwerer arbeiten, um das Blut durch den Körper zu pumpen und der Blutdruck steigt. Insofern bedeuten hohe Cholesterinwerte und ein erhöhter Blutdruck ein größeres Risiko für Herzerkrankungen: Das Herz muss mehr arbeiten und es kann zu Verstopfungen in den Herzkranzgefäßen kommen. Hoher Blutdruck bedeutet auch ein erhöhtes Risiko, einen Schlaganfall zu erleiden oder an Demenz zu erkranken.

Natürlich können auch Veganer hohen Blutdruck oder eine Herzerkrankung bekommen, aber eine vegane Ernährung verringert das Risiko solcher Probleme. Manchen Patienten wird sogar eine tierproduktfreie Diät verordnet, um den Blutdruck zu senken oder sich nach einem Herzanfall zu erholen. Eine Verbesserung ergibt sich schon, wenn man den Fleischkonsum einschränkt.

A

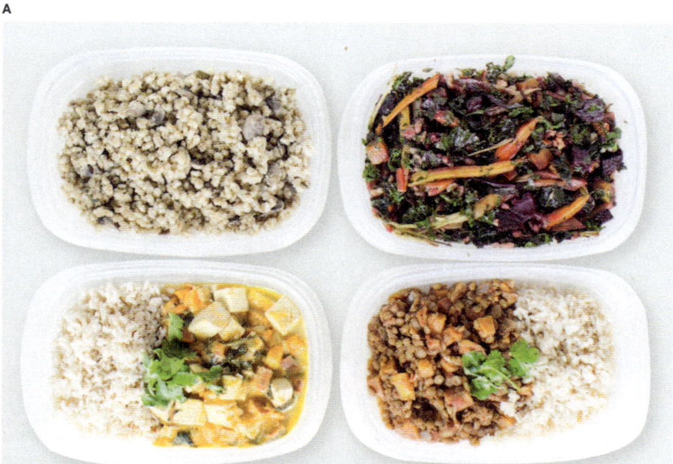

A Vegane Ernährung muss nicht teuer sein und enthält reichlich Gemüse, Vollkorngetreide und Hülsenfrüchte.

B Rund um die Welt bieten Regierungen, NGOs und Schulen Kurse an, um den Menschen eine gesunde, pflanzenbasierte Ernährung aus frischen Zutaten nahezubringen. Hier lernen Patienten mit Hypertonie und Diabetes im Brockton Neighborhood Health Center (USA), ein Salatdressing zu machen.

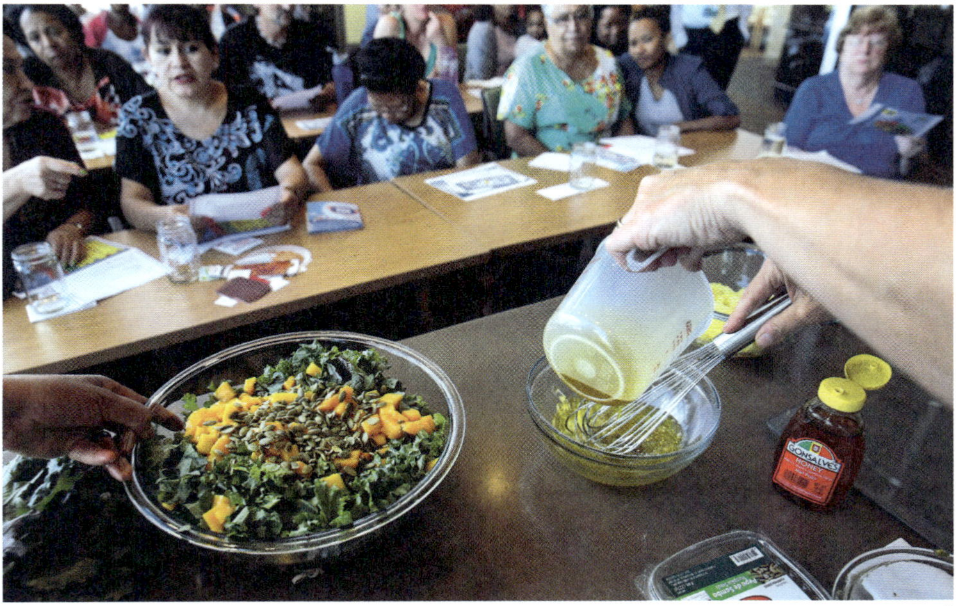

B

Die Beziehung zwischen dem Veganismus und einem geringeren Risiko, an Diabetes Typ 2 zu erkranken, ist ähnlich signifikant. In diesem Fall spielen Ernährung und Körpergewicht eine Rolle. Wer viel Vollkornprodukte, Hülsenfrüchte, Nüsse, Samen sowie Obst und Gemüse isst (wie ein Veganer) und schlank bleibt (wie ein Veganer) verringert das eigene Diabetesrisiko.

Außerdem gibt es Hinweise, dass eine vegane Diät gegen Entzündungen helfen kann, etwa gegen Autoimmunerkrankungen, das Reizdarmsyndrom und Allergien. Manchen Menschen gelingt es, mit einer veganen Ernährung chronische Erkrankungen wie Arthritis zu lindern.

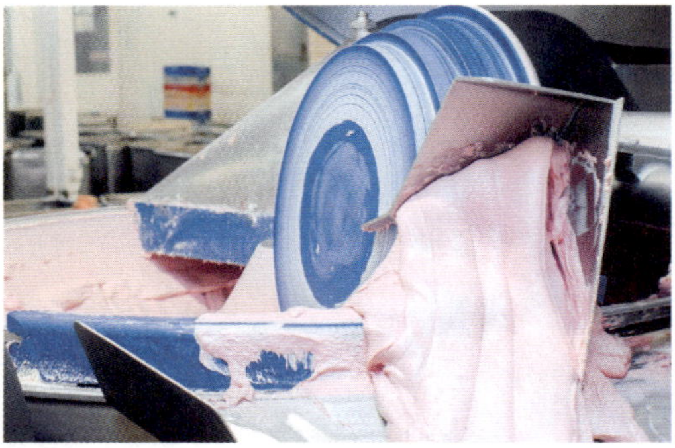

A

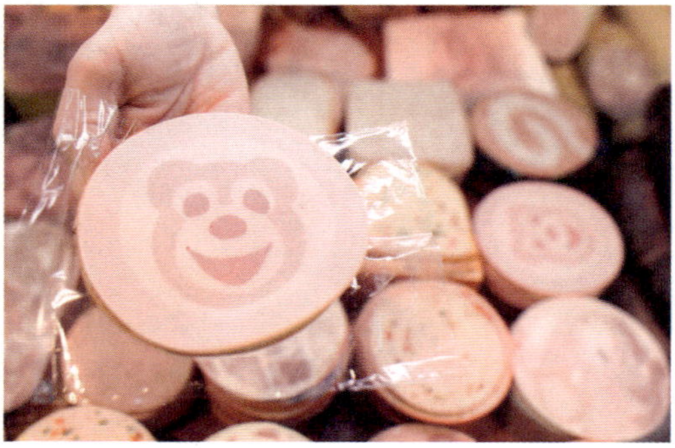

B

A Separatorenfleisch: Knochen mit anhaftendem Restfleisch werden zerkleinert, dann presst man die Masse unter hohem Druck durch eine Art Sieb, um das Fleisch zu separieren. Das Ergebnis ist eine wenig appetitliche, rosafarbene Paste.

B Die Wurst mit dem Bärengesicht ist ein stark verarbeitetes Fleischprodukt für Kinder. Sie besteht zu einem Drittel aus Truthahn und zu einem weiteren Drittel aus Schwein. Das letzte Drittel ist eine Mischung aus Schweinefleisch, Schweineleber sowie Erbsen- und Möhrenfasern.

C Zu dieser global inspirierten veganen Mahlzeit gehören Tortillas, Guacamole, Oliven, Paprikasalat, Hummus, Baguette und ein Getreidesalat.

Erste Untersuchungen legen nahe, dass der hohe Obst- und Gemüsekonsum von Veganern, verglichen mit Fleischessern, das Risiko von Prostata- und Dickdarmkrebs verringert. Einer Studie zufolge, die 2014 an der Oxford University durchgeführt wurde, ist die Krebsrate unter Vegetariern 11 % und unter Veganern 19 % geringer als unter Fleischessern. Der Grund konnte nicht ermittelt werden, aber die Ergebnisse werden durch weitere Studien gestützt. Andere Studien belegen, dass eine pflanzenreiche Ernährung allgemein das Krebsrisiko verringert.

Indem sie keine tierischen Produkte essen, vermeiden Veganer nicht nur die Gesundheitsrisiken, die mit einer erhöhten Aufnahme gesättigter Fette einhergehen, sondern auch weitere Krankheiten wie **BSE** oder **Listeriose**. Strengere Regeln zur Verwendung von Separatorenfleisch, das gewonnen wird, indem man Knochen mit anhaftenden Fleischresten zerkleinert und dann durch ein Sieb presst, hat die damit verbundenen Gesundheitsrisiken verringert, aber nicht eliminiert. Separatorenfleisch ist immer noch Teil unserer Ernährung, so abstoßend es auch sein mag.

Viele Menschen leben vegan, weil sie hoffen, dadurch abzunehmen.

In der Regel funktioniert das, auch wenn eine geringere Kalorienaufnahme nicht das Ziel ist. Im Großen und Ganzen sind Veganer schlanker als Fleischesser und haben im Durchschnitt einen etwas geringeren **BMI** als Ovo-Lakto-Vegetarier. Veganismus macht nicht zwangsläufig dünn – wer vegan leben will, kann sich theoretisch von Pommes Frites und Süßigkeiten ernähren –, aber viele Menschen nehmen ab oder können ihr Gewicht besser halten, wenn sie die Tierprodukte aus ihrer Ernährung streichen.

BSE (Bovine spongiforme Enzephalopathie), im Volksmund »Rinderwahn«, kann auf Menschen übertragen werden. Allerdings müssen in der EU seit 2001 Organe mit möglichen hohen Erregerkonzentrationen (Hirn, Rückenmark, Milz) bereits bei der Schlachtung entfernt werden.

Listerien sind Bakterien, die in rohen Fleischwaren und Rohmilchkäse auftreten. Sie können zu Lebensmittelvergiftungen und Fehlgeburten führen.

Der **BMI** (Body Mass Index) oder Quetelet-Kaup-Index stellt einen Bezug zwischen dem Gewicht eines Menschen in Kilogramm und der Körpergröße in Metern her. Die ermittelte Zahl hilft Spezialisten, Menschen mit möglichen Gesundheitsproblemen zu ermitteln. Der BMI an sich ist jedoch kein Hinweis auf eine Erkrankung.

c

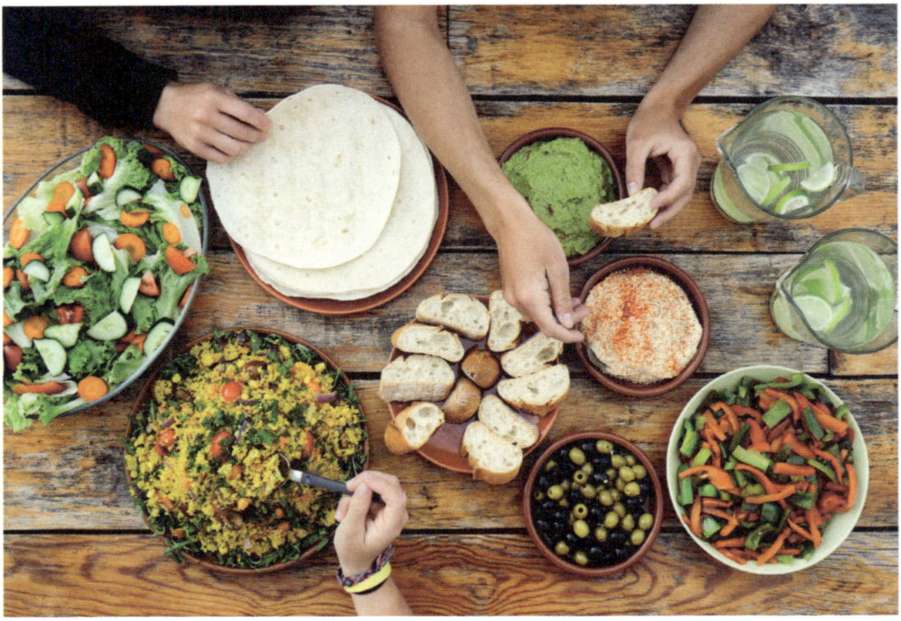

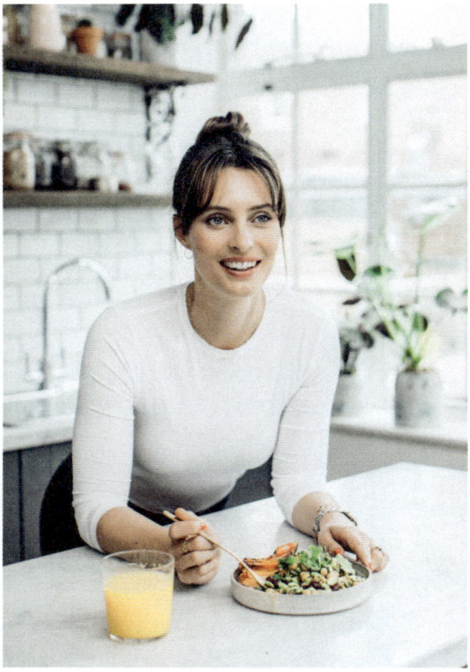

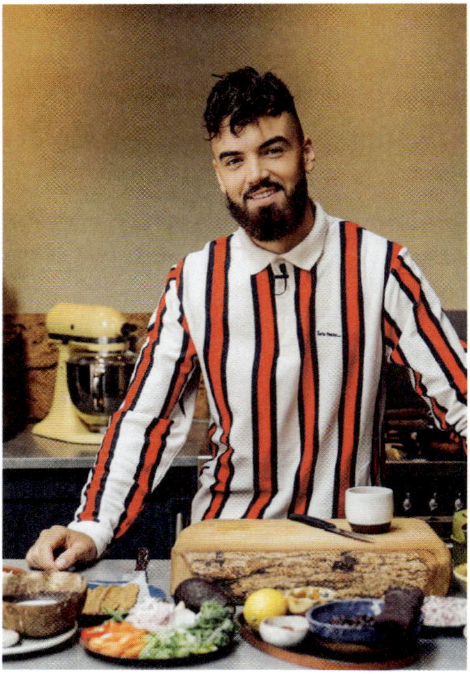

A

A Ella Mills (links), Gründerin von *Deliciously Ella,* und Gaz Oakley (rechts) von Avant Garde Vegan setzen sich beim Publikum für eine Ernährung auf Pflanzenbasis ein, indem sie frische, leckere Gerichte vorstellen.

B Sowohl Amanda Le (links) @raw_manda wie auch Noémie Cazier @parisbyvegan (rechts) plädieren auf Instagram und anderen Plattformen für ein veganes Leben.

Viele Veganer berichten nicht nur über Gewichtsverluste, sondern auch über reinere Haut, festere Nägel und glänzendes Haar. Manche fühlen sich energiegeladener und können besser schlafen. Einer Studie zufolge, die 2006 in *Chemical Senses* veröffentlicht wurde, bevorzugen Frauen den Geruch von Männern, die sich vegan ernähren.

Heutige Veganer stellen ihre Ernährung als nährstoffreiche und leckere Alternative dar, nicht nur als ethische Notwendigkeit. Immer mehr Kochbücher, Apps, Kurse und Online-Videos stehen für diejenigen zur Verfügung, die künftig auf Tierprodukte verzichten wollen.

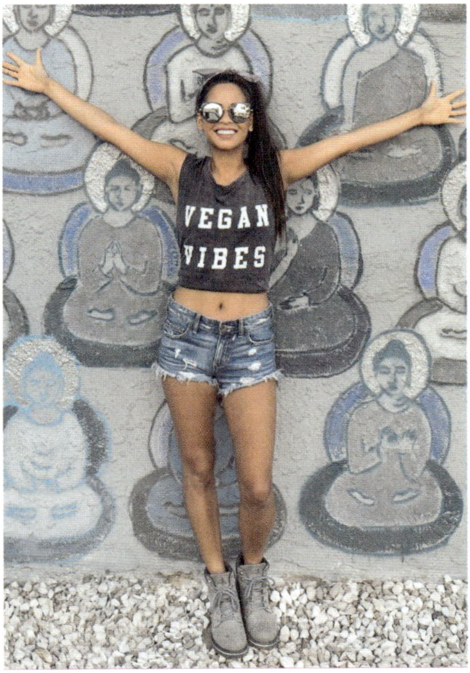

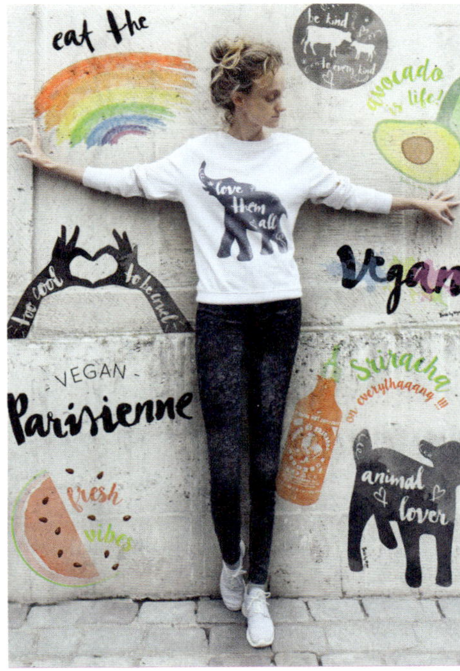

B

Wer Mitgefühl mit Tieren hat und ihnen Leid ersparen möchte, für den gehen die persönlichen Vorteile des Veganismus weit über einen flachen Bauch und ein geringeres Gesundheitsrisiko hinaus. Solchen Menschen reicht es zu wissen, dass keine Tiere für sie sterben. Ein Leben in Mitgefühl ist für sie ein moralisch, philosophisch und spirituell besseres Leben.

Veganer sind in der Regel kritische Konsumenten, die genau wissen, welche Inhaltsstoffe ihre Nahrung enthält und wie sie erzeugt wird. Diese Einstellung führt nach und nach zu einem Bewusstseinswandel auch in anderen Bereichen.

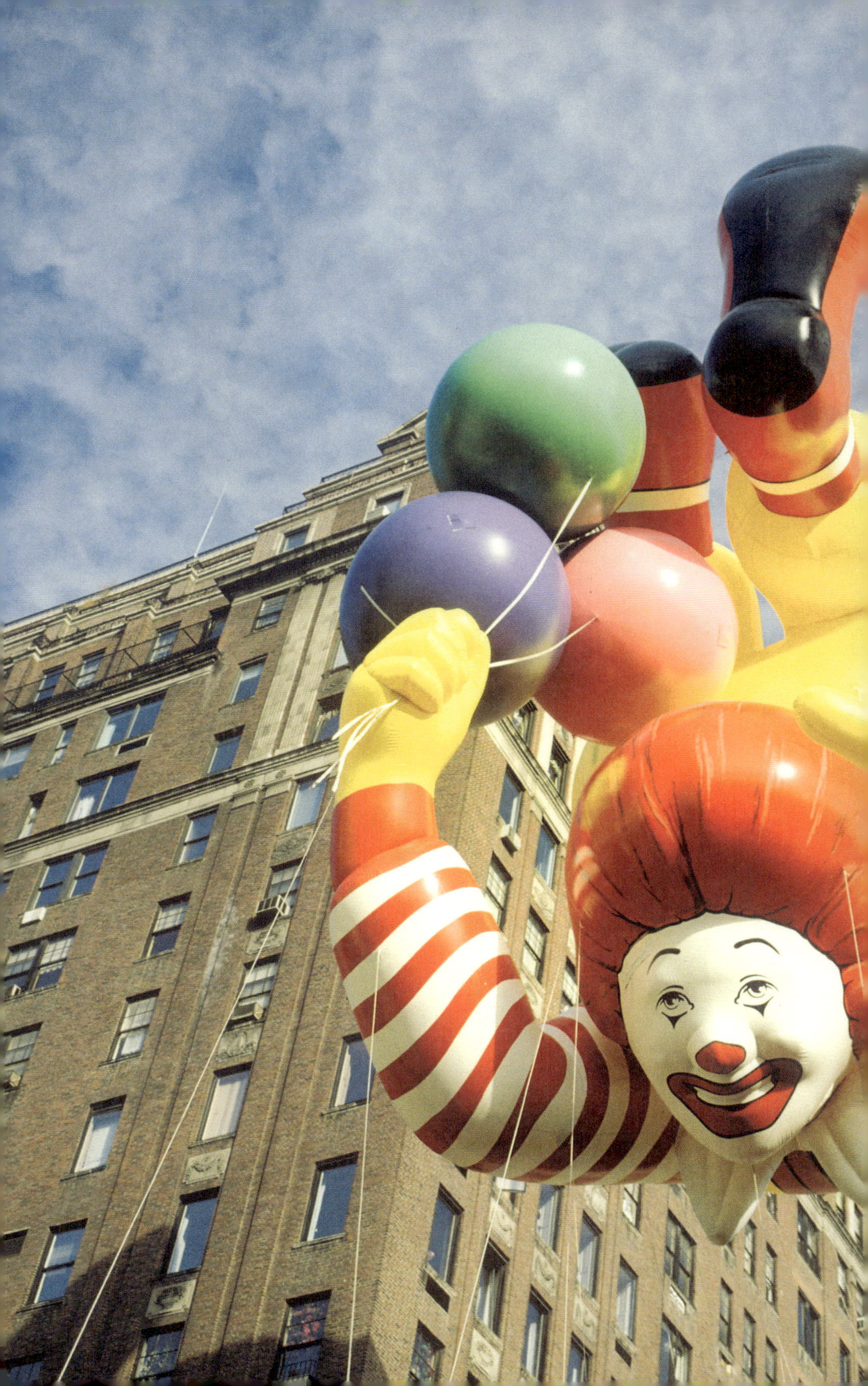

3. Die Herausforderungen des Veganismus

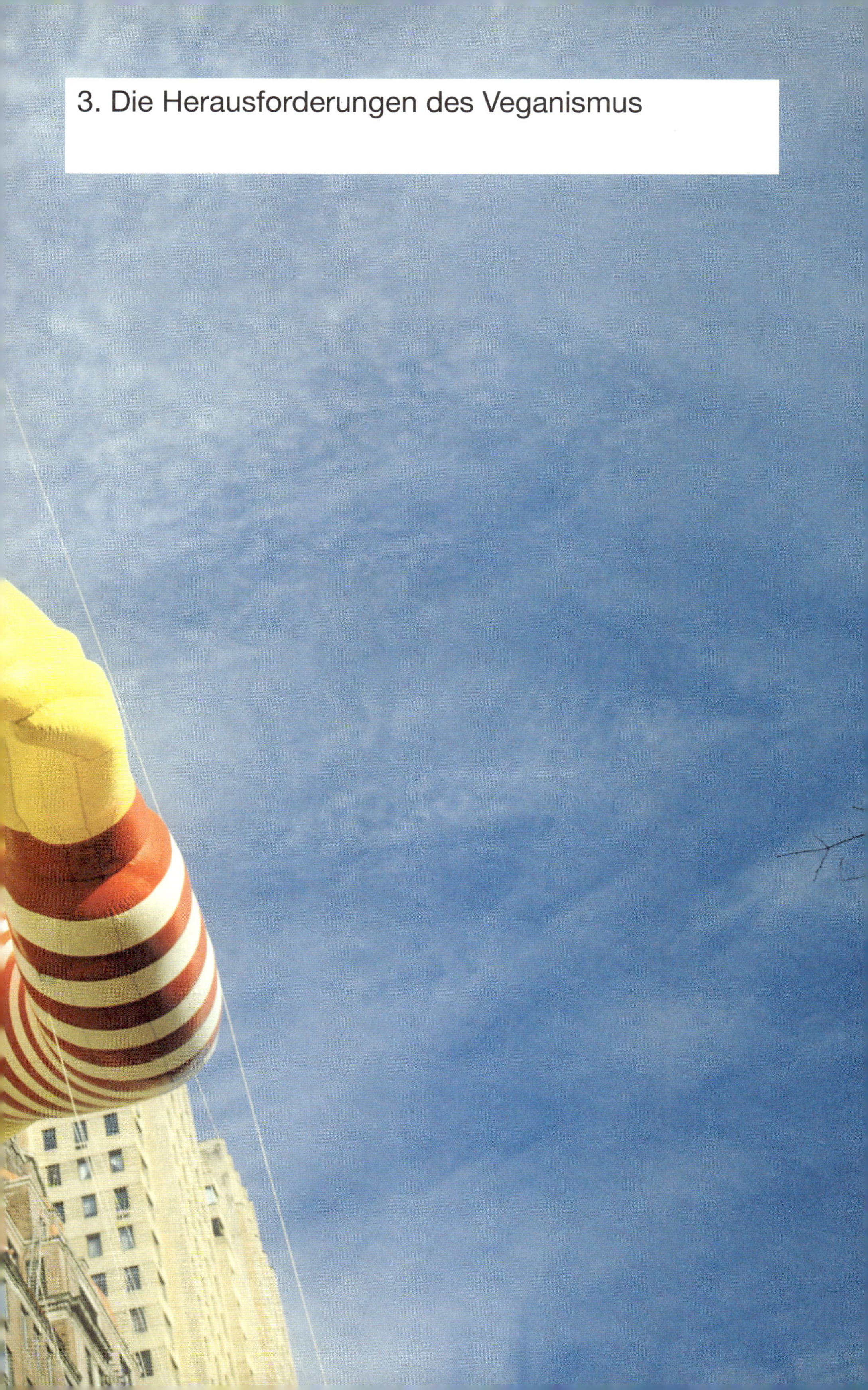

A

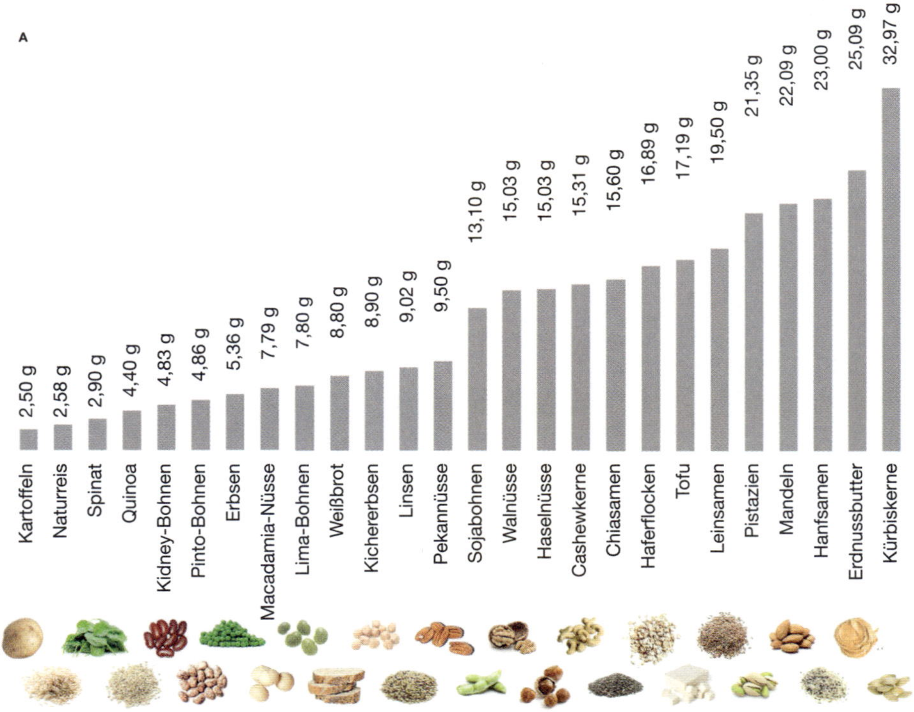

Es gibt viele gute Gründe, vegan zu leben. Die Herausforderungen liegen dabei meist im persönlichen Bereich: Wie kann ich ausreichend Nährstoffe zu mir nehmen? Kann ich es schaffen, auf so Vieles zu verzichten?

Das erste Thema in diesem Zusammenhang ist Protein. Essen Veganer ohne die proteinreichen tierischen Produkte genug Protein? Wie geht das? Was passiert, wenn sie nicht genug Protein aufnehmen? Protein, Protein, Protein!

Tierprodukte enthalten besonders viel Protein – Rindfleisch und andere Fleischsorten etwa 25–30 g pro 100 g, Cheddarkäse 25 g und Lachs 20 g. Die Sorge ist also durchaus berechtigt. Trotzdem sind Tierprodukte beileibe nicht die einzige gute oder ausreichende Proteinquelle.

Tatsächlich wäre es sogar gesund, wenn wir weniger Protein essen würden. Die empfohlene Tagesmenge liegt bei 0,75 g Protein pro Kilogramm Körpergewicht, das sind im Durchschnitt 45 g bei Frauen, die viel sitzen, und 55 g bei Männern, die viel sitzen. Wer körperlich aktiv ist, braucht mehr Protein, aber auch nicht erheblich mehr. Dabei nimmt der durchschnittliche Franzose, genau wie der durchschnittliche Amerikaner, 113 g Protein am Tag zu sich: mehr als das Doppelte der benötigten Menge. Die übrigen Europäer liegen ungefähr bei 100 g, während Israel mit 126 g einsam die Spitze hält. In Japan hingegen liegt der Durchschnitt bei 92 g Protein pro Person und Tag – und selbst das ist noch deutlich mehr, als unser Körper benötigt.

Proteine sind zusammen mit Fetten und Kohlenhydraten ein wichtiger Bestandteil unserer Ernährung. Der Körper braucht Proteine, um Muskeln, Knochen, Haut und Blut aufzubauen und zu reparieren, außerdem zur Produktion von Enzymen und Hormonen.

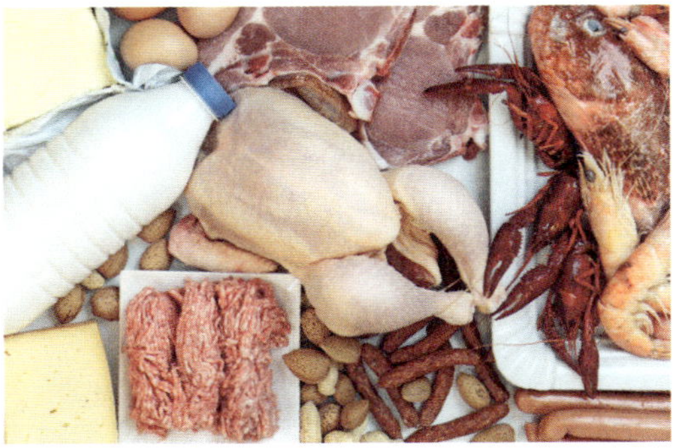

B

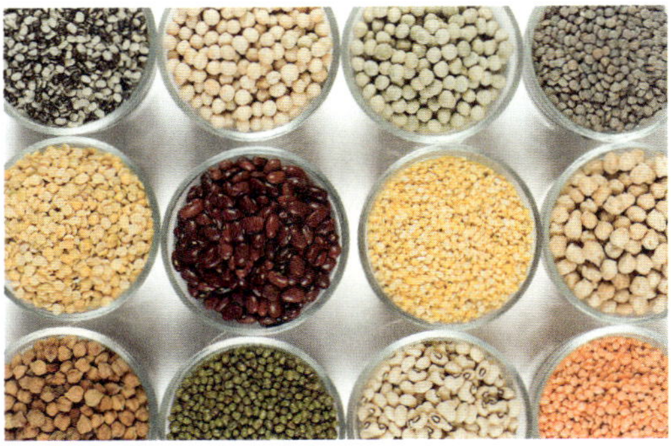

C

A Es ist problemlos möglich, die benötigten Proteine aus pflanzlicher Nahrung zu sich zu nehmen. Die Grafik zeigt, wie viel Protein (in Gramm) in 26 veganen Nahrungsmitteln steckt (pro 100 g).

B Im Durchschnitt enthalten tierische Nahrungsmittel deutlich mehr Protein pro 100 g als Pflanzenprodukte.

C Hülsenfrüchte sind eine wichtige Proteinquelle in einer pflanzenbasierten Ernährung. Dazu gehören Bohnen, Linsen, Erbsen und auch Erdnüsse.

Der Grund dafür, dass viele Menschen mit Proteinen in erster Linie Produkte tierischen Ursprungs verbinden, liegt nicht zuletzt in der Ernährungserziehung begründet. Allzu häufig wird »Protein« ausschließlich durch tierische Produkte repräsentiert – teils aufgrund unserer traditionellen Ernährungsweise und teils bedingt durch die historisch gewachsene Macht der Fleisch, Eier und Milch erzeugenden Industrie.

Die meisten Menschen sind überrascht, wie viel Protein in einer ganzen Reihe pflanzlicher Nahrungsmittel enthalten ist. Sojaprodukte wie Tofu, **Tempeh** oder **Edamame** enthalten 10–19 % Protein. Kichererbsen und viele Bohnen enthalten rund 15 % Protein, während Linsen und andere Hülsenfrüchte ungefähr 9 % enthalten. Seitan hat es ganz besonders in sich und erreicht mit 25 % fast den Proteingehalt von Fleisch. Zahlreiche andere pflanzliche Nahrungsmittel enthalten ebenfalls Protein. Haferflocken haben 17 % und Erbsen 8 %. Alle Getreide und Gemüse enthalten Protein: Artischocken 4 %, Brokkoli und Reis jeweils 3 %, Salat etwas mehr als 1 % und Möhren etwas weniger als 1 %. Eine andere gute pflanzliche Quelle für Protein ist **Nährhefe** mit 60 g Protein pro 100 g.

A

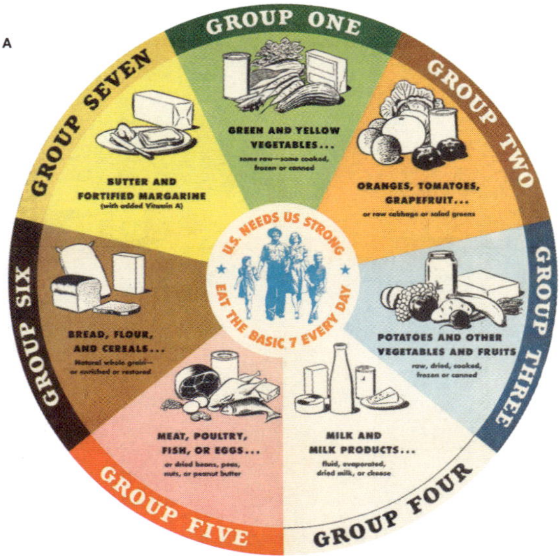

A Diese Tafel von 1943 zeigt die sieben Nahrungsmittelgruppen, die in einer »ausgewogenen Ernährung« kombiniert werden sollen. Das gesamte 20. Jh. hindurch galten tierische Produkte als wichtiger Bestandteil einer ausgewogenen Ernährung.

B Veganes Hühnchen oder vegane Burger werden in der Regel aus Soja mit natürlichen Geschmacksstoffen hergestellt.

Tempeh ist ein fermentiertes Sojaprodukt, das durch die Fermentation auch Spuren von Vitamin B_{12}, Magnesium und Phosphor enthält.

Edamame sind junge Sojabohnen, die meist in der Schote gedämpft oder gekocht werden. Häufig isst man sie als Snack, sie eignen sich aber auch als Zutat in Salaten, Gemüsepfannen oder anderen Gerichten.

Nährhefe ist eine durch Hitze deaktivierte Hefe *(Saccharomyces cerevisiae)* mit einem hohen Vitamin-B-Gehalt. Sie enthält 14 g Protein und 7 g Ballaststoffe pro 28-g-Portion. Der Geschmack ist würzig bis käseartig, was sie für Veganer attraktiv macht, die Pasta, Kartoffeln oder Popcorn umami würzen wollen. Erhältlich ist sie in Form von Flocken oder als Pulver.

Ein sogenanntes **vollständiges Protein** ist ein Protein, das alle essenziellen Aminosäuren enthält: Isoleucin, Leucin, Lysin, Methionin, Phenylalanin, Threonin, Tryptophan, Valin und Histidin. Sie sind essenziell (oder unentbehrlich), weil der Körper sie nicht selbst herstellen kann; wir müssen sie aufnehmen.

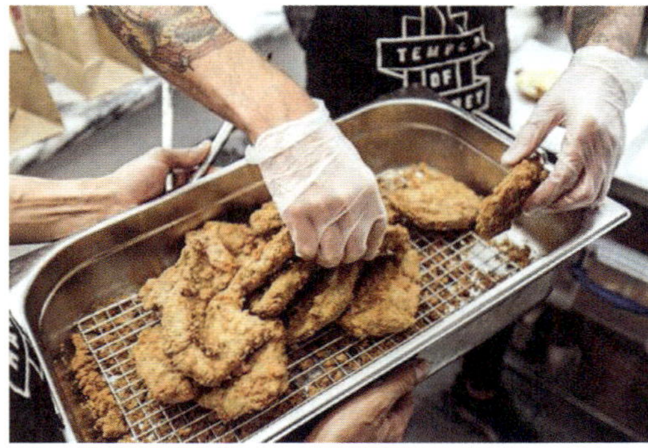

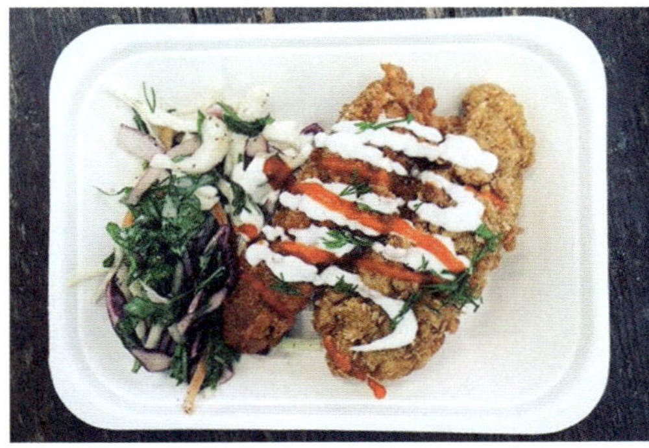

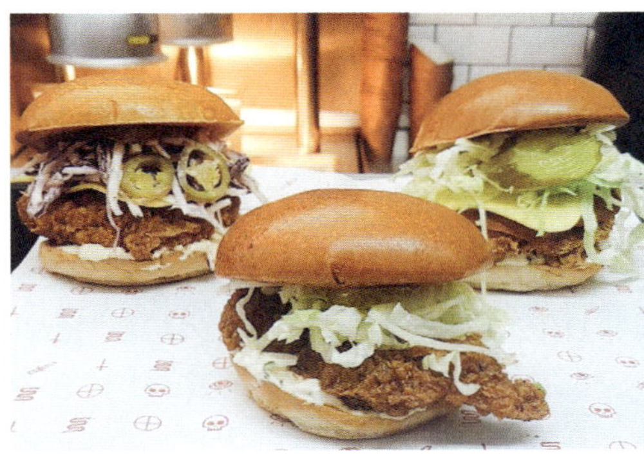

B

Die gute Nachricht für Veganer ist: Jedes Protein zählt.

Häufig hört man, dass wir **vollständiges Protein** brauchen, wie es in Fleisch, Fisch oder Eiern vorkommt, und andere Quellen richtig kombinieren müssen. Das ist nicht richtig.

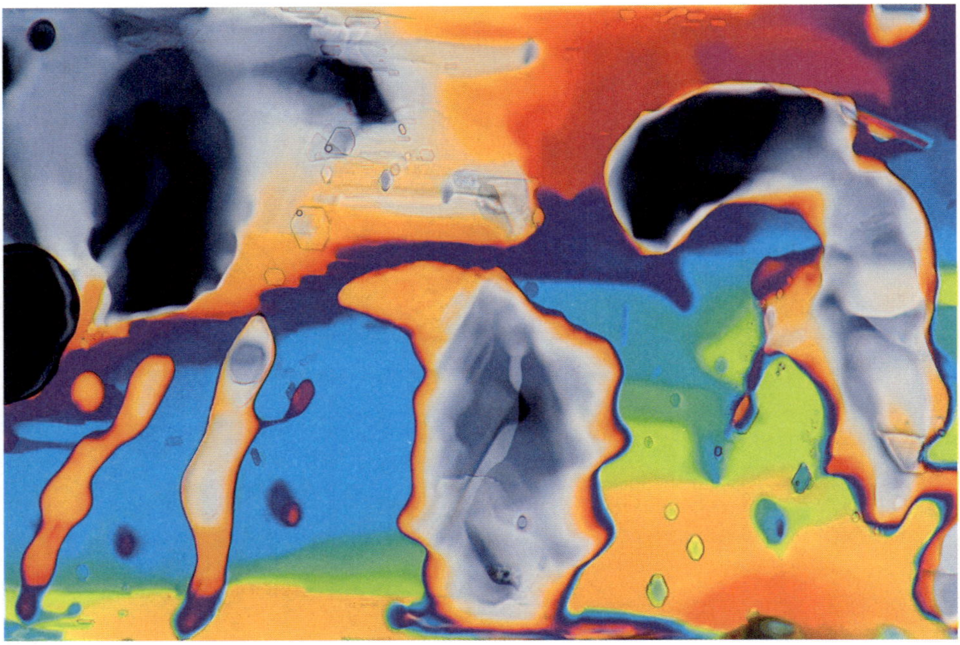

A

Das Konzept des vollständigen Proteins geht auf den deutschen Biochemiker Karl Heinrich Ritthausen (1826–1912) zurück und stammt von 1909. Er identifizierte Glutaminsäure und Asparaginsäure. Damit ebnete er der Vorstellung den Weg, dass es verschiedene Pflanzenproteine gibt. Fleisch, Fisch und Eier enthalten alle neun essenziellen Aminosäuren; andere Nahrungsmittel enthalten nur einen Teil. Die Ansicht, pflanzliche Proteine seien insofern »unvollständig«, wurde von einer Studie der Universität Yale aus dem Jahr 1914 gestützt, die heute als mangelhaft gilt. So konnte die Theorie entstehen, dass Nahrungsmittel, die nur einige der essenziellen Aminosäuren enthalten, in einer Mahlzeit kombiniert werden müssen.

Diese Theorie erreichte 1954 durch Adelle Davis' Buch *Let's eat right to keep fit* (dt. *Jeder kann gesund sein)* eine breitere Öffentlichkeit. Darin wird betont, wie wichtig es ist, genug vollständiges Protein aufzunehmen. Hinzu kam Frances Moore Lappés *Diet for a Small Planet* (dt. *Die Öko-Diät)* von 1971. Darin erläutert sie ausführlich, wie wichtig es sei, pflanzliche Lebensmittel richtig zu kombinieren, um jeden Tag vollständiges Protein aufzunehmen.

All das stimmt nicht. Sicher gibt es neun essenzielle Aminosäuren, aber man muss sie nicht alle gleichzeitig aufnehmen, auch nicht am selben Tag. Lappé entschuldigt sich in der Neuausgabe ihres Buches von 1981: Sie habe die pflanzenbasierte Ernährung unnötig verkompliziert.

Unser Körper weiß, dass er nicht immer alle neun essenziellen Aminosäuren auf einmal bekommt und stellt sich darauf ein. Wir sind anatomisch so eingerichtet, dass wir bereits aufgenommenes Protein in den Verdauungstrakt zurückgeben können, um es mit dem nächsten Nahrungsschub zu kombinieren.

Als Veganer genug Protein aufzunehmen ist nur dann ein Problem, wenn jemand grundlegende Informationen ignoriert – und eine Menge leckerer Nahrungsmittel.

A Die Aminosäure Serin, hier auf einem Mikrofoto zu sehen, gilt nicht als essenziell – unser Körper braucht sie zwar, aber normalerweise kann er sie selbst synthetisieren.

B Es ist wichtig, je nach Rezept den richtigen Tofu zu verwenden. Seidentofu beispielsweise hat eine weiche, seidige Textur und ist ideal für Desserts. Besonders fester Tofu hat den niedrigsten Feuchtigkeitsgehalt und eignet sich zum Braten in der Pfanne.

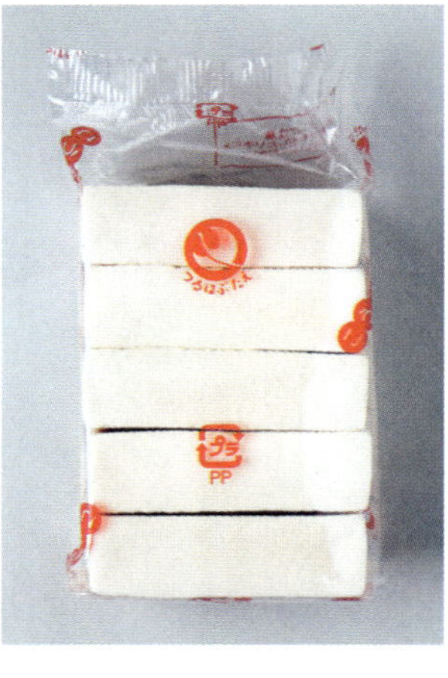

B

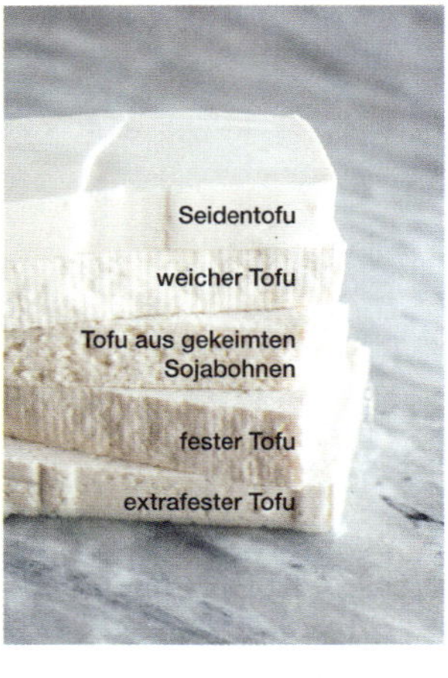

Proteinmangel stellt für Veganer demnach keine Gefahr da, doch der mögliche Mangel an verschiedenen Vitaminen, Mineralstoffen und anderen **Mikronährstoffen** in pflanzlicher Ernährung sollte ernst genommen werden.

Eine vegane Ernährung enthält in der Regel weniger Mikronährstoffe, die eher in Tierprodukten konzentriert sind, wie **Vitamin B_{12}**, Omega-3-**Fettsäure**, **Kalzium**, **Zink** und **Vitamin D**. **Eisen** kann auch problematisch sein, wenn jemand nicht gern **dunkles Blattgemüse** isst.

Der einzige Mikronährstoff, der bei einer pflanzenbasierten Ernährung fehlt (es sei denn, man isst große Mengen Tempeh), ist Vitamin B_{12}. Es ist als Nahrungsergänzungsmittel erhältlich und verbreitete vegane Lebensmittel wie Sojaprodukte oder Pflanzenmilch werden damit angereichert.

A

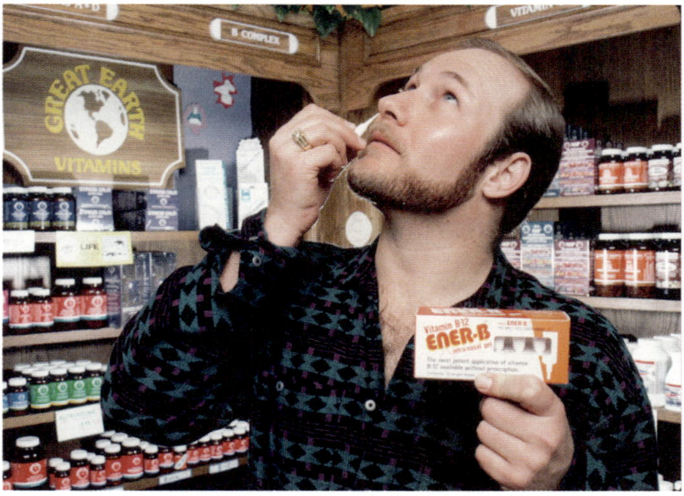

A Rexford Hitchcock vom Great-Earth-Vitaminladen in San Francisco zeigt, wie man Vitamin B_{12} in Gelform in die Nase appliziert. Bei einer pflanzenbasierten Ernährung ist es schwer, genug davon aufzunehmen, aber man kann es supplementieren.

B Die Sorge, man würde durch pflanzliche Kost möglicherweise nicht genug Protein aufnehmen, wird durch professionelle vegane Bodybuilder wie Patrik Baboumian widerlegt.

Mikronährstoffe sind Nährstoffe, die der Körper in kleinen Mengen braucht, beispielsweise Vitamine und Mineralstoffe.

Vitamin B_{12} ist wichtig für das Nervensystem und die Blutzellen. Ein Mangel an Vitamin B_{12} führt zu Erschöpfung und Depression. Vitamin B_{12} ist nur in tierischen Produkten oder Tempeh enthalten. Das Vitamin B_{12} in veganen Ergänzungsprodukten wird von Bakterien erzeugt.

Fettsäuren sind wichtig für die Herzgesundheit. Sie regulieren die Triglyzeride oder den Blutfettgehalt. Außerdem beeinflussen sie die Gehirnentwicklung.

Kalzium ist ein Mineral, das im Körper in größerer Menge vorhanden ist, vor allem in Knochen und Zähnen. Außerdem trägt es zur Blutgerinnung bei, hilft Muskeln bei der Kontraktion und dem Herz beim Schlagen.

Zink ist einer der Nährstoffe, die dem Körper helfen, Protein effektiv zu verarbeiten. Dem Immunsystem hilft es beim Kampf gegen Viren und Bakterien.

Vitamin D spielt bei verschiedenen Körperfunktionen eine Rolle; vor allen Dingen ermöglicht es die Aufnahme von Kalzium und ist wichtig für das Knochenwachstum. Im Kindesalter kann Vitamin-D-Mangel zu Rachitis führen, im Erwachsenenalter werden die Knochen brüchig.

Eisen ist für den Körper so wichtig, dass Eisenmangel einen Namen hat: Anämie. Eisenmangel führt zur Erschöpfung, weil der Körper daraus Hämoglobin herstellt. Es dient dazu, Sauerstoff von der Lunge in den übrigen Körper zu transportieren.

Dunkles Blattgemüse wie die diversen Kohlsorten, rote Bete und Rüben weisen eindrucksvolle Nährwerte auf. In der Regel stecken sie voller Eisen und Kalzium und enthalten sogar Omega-3-Fettsäuren. Dazu kommen Ballaststoffe und die Vitamine C, E und K.

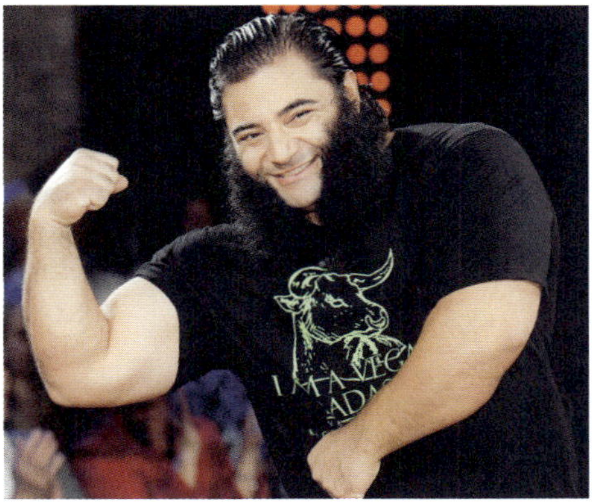

B

Die meisten anderen Mikronährstoffe, die sich in hohen Konzentrationen in tierischen Produkten finden, finden sich auch in pflanzlicher Nahrung. Bei Omega-3-Fettsäuren beispielsweise denkt man immer an Lachs und Lebertran. Sie stecken aber auch in Chia-, Hanf- und Leinsamen, in Rapsöl, Walnüssen und Blattgemüse. Omega-3-Fettsäuren lassen sich also problemlos in eine gesunde vegane Ernährung integrieren. In ähnlicher Weise denkt man bei Kalzium vor allen Dingen an Milchprodukte. Milch enthält viel Kalzium, aber es gibt auch reichlich pflanzliche Kalziumquellen, vor allen Dingen dunkle Blattgemüse wie Kohl, Rübstiel und Algen.

Cholin ist ein weniger bekannter Mikronährstoff, der für den Stoffwechsel benötigt wird.

Cholin ist ein Spurenelement, das in Eiern und Innereien vorkommt, außerdem in Kreuzblütlern wie Brokkoli, Blumenkohl, Weißkohl oder Rosenkohl. Nur wer als Veganer diese Gemüse nicht mag, nimmt möglicherweise kein Cholin auf. Zink ist reichlich in Fleisch, Geflügel und Meeresfrüchten enthalten, besonders in Austern, aber auch in Hülsenfrüchten, Nüssen und Samen, Haferflocken und Nährhefe.

Vitamin D aus pflanzlichen Quellen aufzunehmen ist etwas schwieriger. In vielen Ländern wird es der Milch zugesetzt, ebenso veganen Lebensmitteln wie Mandel- oder Sojamilch und damit auch dem Tofu. Außerdem kommt Vitamin D in Pilzen vor – und der Körper kann es mithilfe von Sonneneinstrahlung selbst erzeugen. Das Spurenelement Eisen wird vor allem in Fleisch vermutet. Glücklicherweise enthalten aber auch Linsen, dunkles Blattgemüse, viele Getreidesorten, Nüsse und Samen ausreichende Mengen.

Sich mit Mikronährstoffen zu versorgen ist für Menschen, die vegan leben, eine echte Herausforderung, aber man kann es schaffen.

A

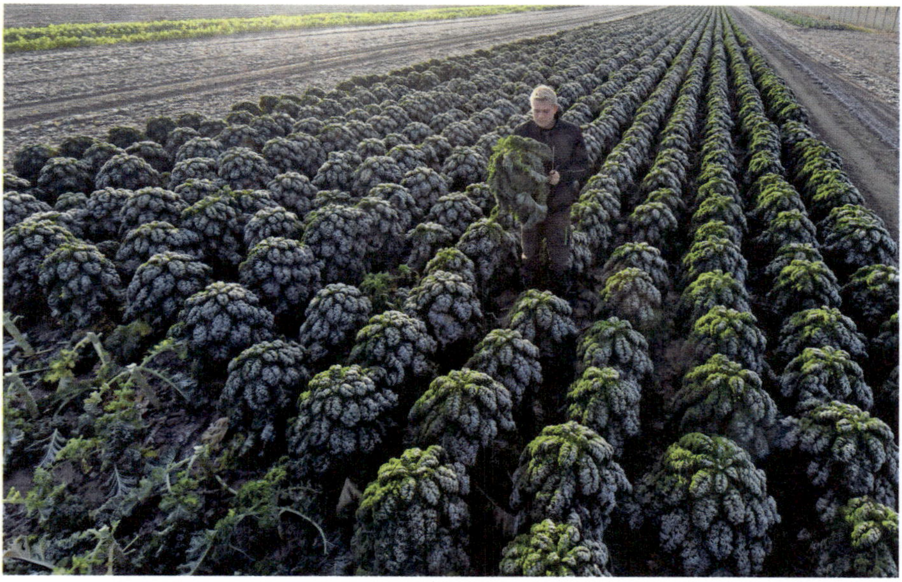

Auf der persönlichen Ebene kann die Umstellung auf eine vegane Ernährungsweise aus unterschiedlichen Gründen schwierig sein. Beispielsweise weil ganze Nahrungsmittelgruppen, die in einer Kultur verbreitet sind, wegfallen. Für Männer kann die Herausforderung größer sein, weil eine Ernährung auf der Basis von Kartoffeln und Fleisch als »männlich« gilt und diese Einstellung ihr Leben geprägt hat. Außerdem kann die Nahrungsumstellung für Männer schwieriger sein, weil sie im Durchschnitt mehr Protein brauchen als Frauen.

Veganer stehen vor der Herausforderung, ihre Ernährung aus einem kleineren Angebot vielfältig zu gestalten.

Sie müssen versuchen, ihren Speiseplan abwechslungsreich zu gestalten, indem sie Getreidesorten und Hülsenfrüchte mit Obst und Gemüse kombinieren: Wer sich vegan ernährt, sollte seine Mahlzeiten sorgfältig planen.

A Der Grünkohl, der hier geerntet wird, enthält als dunkles Blattgemüse verschiedene B-Vitamine, Eisen und Kalzium. Sie sind bei einer veganen Ernährung wichtig. Grünkohl enthält nur wenig Fett, das zum großen Teil aus Alpha-Linolensäure besteht, einer Omega-3-Fettsäure.

B Pflanzenbasierte »Milchprodukte« aus Soja, Mandeln, Hanf oder Hafer sind bei Veganern populär. Häufig werden sie mit Vitaminen und Mineralstoffen angereichert, manche sind gesüßt oder aromatisiert.

B

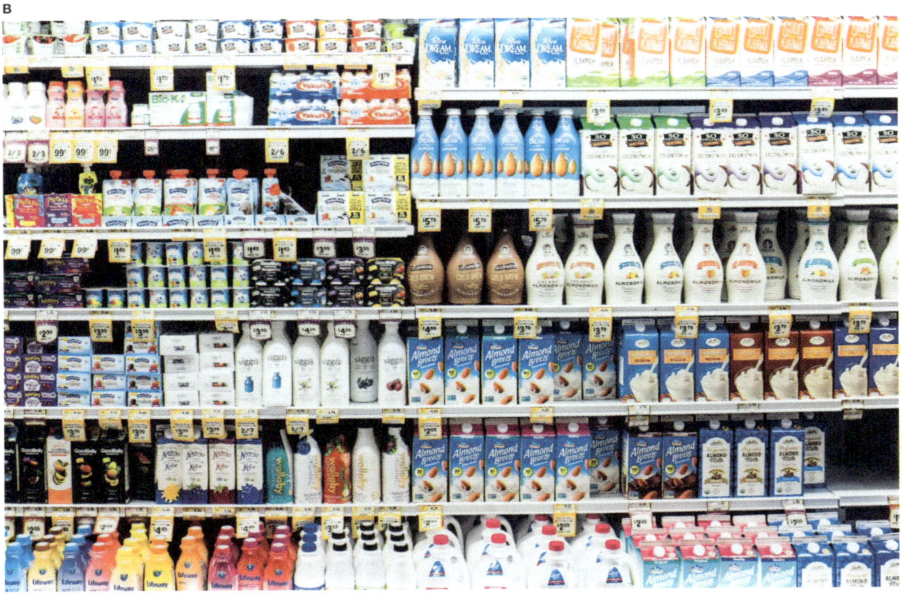

A

A Die Vielzahl der Labels, die eine ethische oder umweltbewusste Entscheidung erleichtern sollen, kann verwirren. Veganer sollten nach zertifizierten Siegeln suchen.

B Für viele überraschend: Fruchtgummis sind in der Regel nicht vegan, denn sie enthalten Gelatine. Es gibt vegane Alternativen wie Agar-Agar oder Carrageen aus Algen.

Die Kennzeichnung von Produkten als »vegan« erleichtert das Einkaufen, und das Angebot in den Läden wächst. Aber es muss noch viel passieren, vor allem gilt es, Nahrungsmittel und Produktionstechniken zu identifizieren, die für strenge Veganer nicht infrage kommen.

Zur Zeit gibt es in der EU keine verbindliche Regelung für die Kennzeichnung veganer Produkte. Es fehlt auch eine Definition von »vegetarisch« oder »vegan«, die rechtlich Bestand hätte. Weltweit sind solche Labels auf Lebensmitteln mehr eine Marketingstrategie als ein verbindliches Versprechen: Die Hersteller sind für ihre Definition gegenüber den Kunden selbst verantwortlich, eine unabhängige Kontrolle gibt es nicht. Nicht einmal in Indien, wo seit 2011 die Hersteller Packungen mit vegetarischen Lebensmitteln mit einem grünen und nicht-vegetarische Lebensmittel mit einem braunen Punkt versehen müssen, existiert eine unabhängige Prüfstelle.

Für konsequente Veganer gibt es weitere Produkte, über das Offensichtliche – Fleisch, Fisch, Eier, Milch – hinaus, die es zu vermeiden gilt, darunter alle Nahrungsmittel, die Produkte tierischer Herkunft wie **Gelatine** oder **Molke** enthalten. Beides kommt häufig in verarbeiteten Nahrungsmitteln vor, Gelatine in Süßigkeiten wie Gummibärchen oder Marshmallows, aber auch – weniger offensichtlich – in gerösteten Erdnüssen (sie sorgt für die Haftung der Gewürze an der Nuss). Molke, früher ein Abfallprodukt aus der Käseherstellung, das man an Tiere verfütterte oder als Dünger auf die Felder sprühte, ist heute ebenfalls in vielen Lebensmitteln enthalten, nicht nur in Milchprodukten, sondern auch in Backwaren, Getränken oder Süßigkeiten. Weil der Proteingehalt der Molke besonders hoch ist, dient sie außerdem zur Herstellung von Proteinpulver oder als Nahrungsergänzungsmittel.

Selbst Erzeugnisse, die als »milchproduktfrei« oder »laktosefrei« angeboten werden, sind nicht zwangsläufig vegan: Die Etikettierung richtet sich an Menschen mit speziellen Unverträglichkeiten. Manche nichtveganen Inhaltsstoffe tragen Namen, die ihre Herkunft verschleiern, etwa Albumin, ein Protein aus dem Eiklar, oder Kasein, ein Protein aus der Milch.

Gelatine wird aus Tierknochen, Kollagen und Bindegewebe hergestellt. Sie dient zum Andicken und als Stabilisator.

Molke ist die Flüssigkeit, die übrig bleibt, wenn die Milch geronnen ist und der Käsebruch entnommen wurde.

B

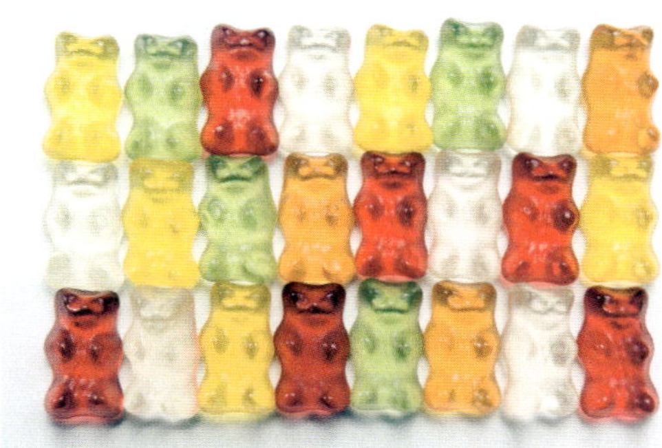

Wer vegan leben will, muss auch auf Spuren von tierischen Produkten in Lebensmitteln achten. Wer hätte zum Beispiel gedacht, dass Wein und Bier, die aus Pflanzen hergestellt werden, nicht notwendig vegan sind? Wenn Sie also kein Fleisch, keinen Fisch, keine Eier und keine Milchprodukte essen, sich jedoch nicht darum kümmern, wie Ihr Wein geklärt wird, sind Sie dann Veganer?

Die meisten Weine werden mit einem Verfahren geklärt, das »Schönung« heißt. Dabei kommen tierische Produkte wie Eiklar zum Einsatz. Sie binden die Trübstoffe im Wein und sinken zu Boden. Der klare Wein kann dann von oben abgezogen werden.

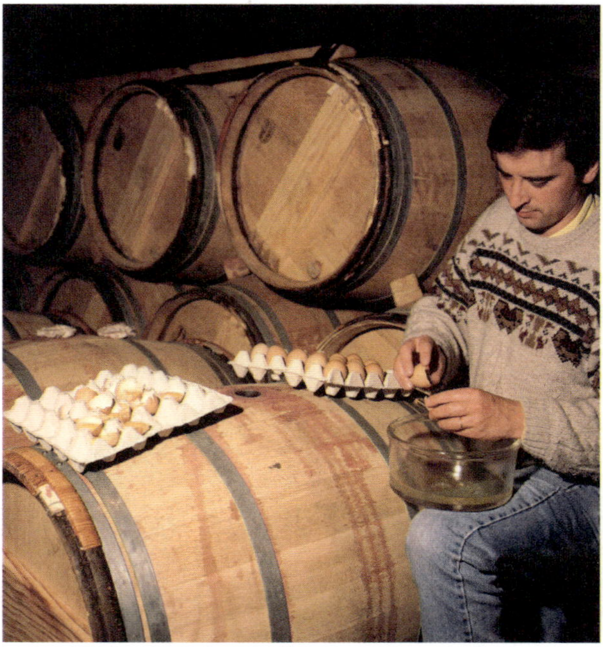
A

A Im Château Lynch-Bages (Frankreich), demonstriert ein Mitarbeiter, wie der Wein traditionell mit Eiklar geschönt wird. Heute greifen die meisten Winzer zu Albumin, das Protein aus dem Eiklar, wenn es um die Klärung von Wein geht.

B Manche Hersteller von veganem Bier lassen nicht nur bei der Schönung die Tierprodukte weg. *Yulli's Brews* hat 2018 in Sydney (Australien) einen Schankraum mit Restaurant eröffnet, in dem alles vegan ist, und die *Alternation Brewing Co.* bietet mittlerweile ein Starkbier mit Mandelmilch an. Das Bier gibt es in unterschiedlichen Geschmacksvarianten, darunter OREO.

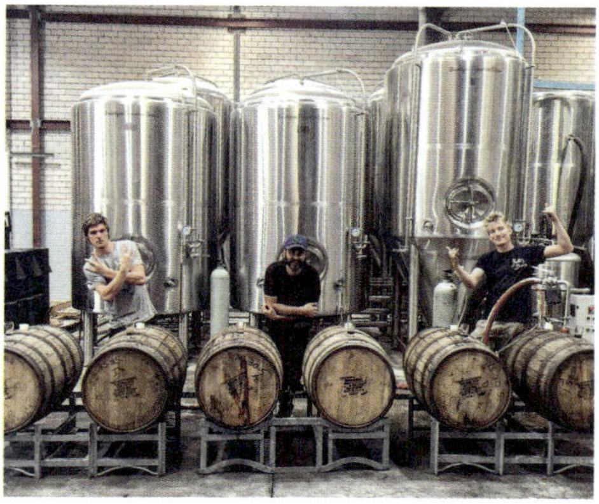

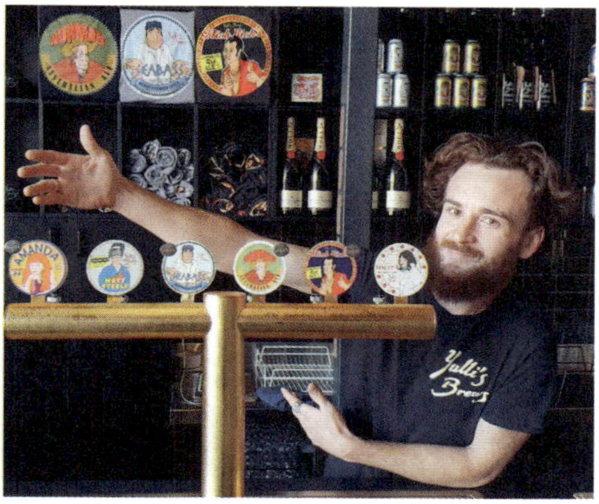

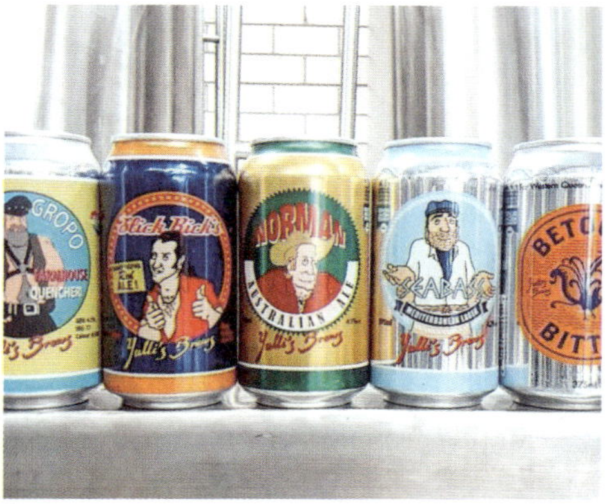

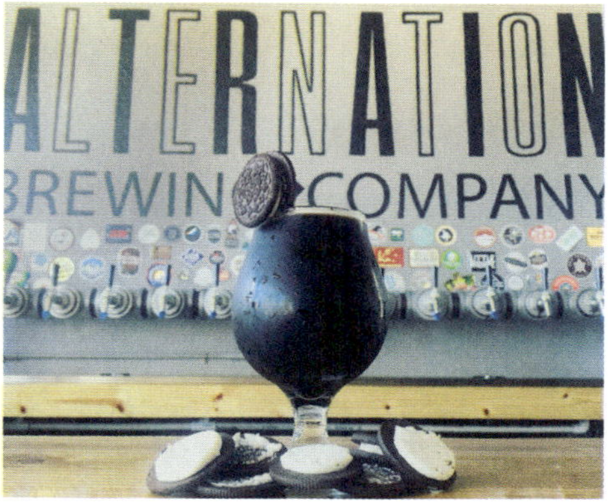

B

Bei Weiß-, Rosé- oder Schaumweinen wird häufig das Fischprotein der Hausenblase zur Klärung verwendet; bei Rotwein kommt meist Albumin oder Kasein zum Einsatz. In allen Fällen werden die Tierprodukte vor der Abfüllung entfernt, aber durch ihre Verwendung ist der Wein eben nicht vegan. Für Fruchtsäfte gilt zum Teil das Gleiche. Vegane Weine werden entweder gar nicht geklärt oder man verwendet Aktivkohle oder Bentonit.

Die meisten Biere enthalten lediglich Wasser, Gerstenmalz, Hopfen und Hefe und sind folglich vegan. Manche Brauereien verwenden jedoch den gleichen Klärungsprozess wie die Weinhersteller. Beim Bier können dabei pflanzliche Produkte wie Algen eingesetzt werden, oder eben Hausenblase oder Gelatine. In der Zutatenliste tauchen diese Substanzen nicht auf, weil sie im fertigen Produkt nicht (mehr) enthalten sind.

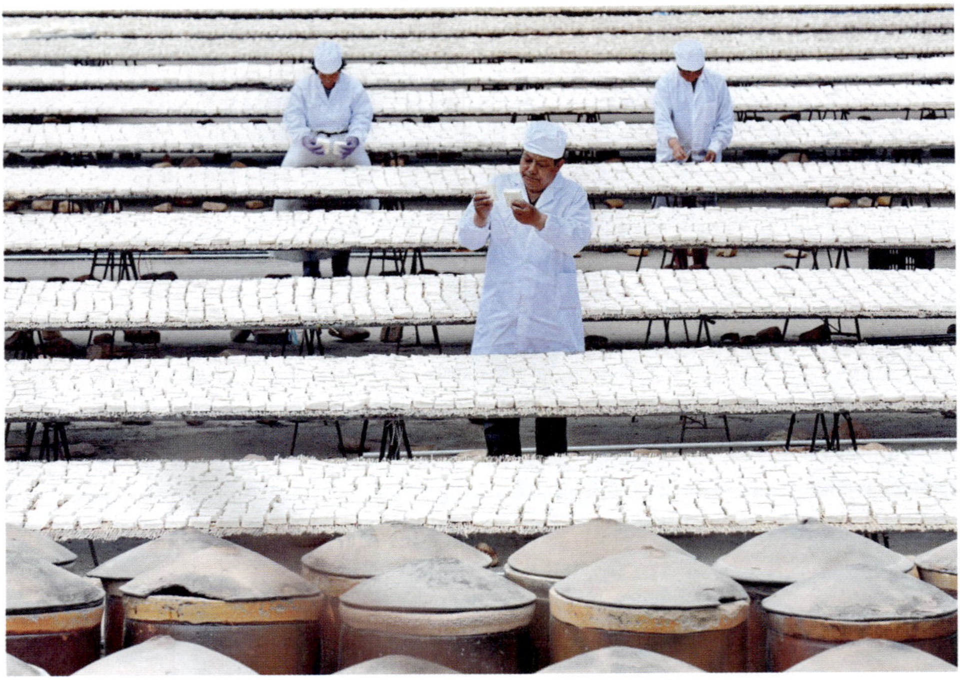

A

Ebenfalls eine problematische Substanz ist Zucker. In den USA wird raffinierter Rohrzucker häufig mit Aktivkohle tierischer Herkunft gebleicht. Anders sieht es in Deutschland aus: hier verwenden die Hersteller nur pflanzliche Mittel, sodass Zucker von deutschen Herstellern vegan ist.

A In der asiatischen Küche finden Sojaprodukte wie der Tofu, der hier trocknet, Verwendung. Veganer, die wenig verarbeitete Proteinquellen suchen, können handgefertigten Tofu kaufen.

B Andere vegane Proteinlieferanten sind industriell hergestellt, wie diese Produkte von Quorn aus Stokesley (Großbritannien). Die Zutatenliste lässt erkennen, ob ein Produkt z. B. aus Pilzen, Sojabohnen und Nüssen oder aus stärker verarbeiteten Substanzen besteht.

Ein weiteres Problem war lange das L-Cystein in Backwaren, eine Aminosäure aus menschlichem Haar oder Hühnerfedern. Heute wird sie mithilfe von Bakterien gewonnen. Keine Entwarnung gibt es bei Castoreum; das Analsekret des Bibers wird als künstliches Vanillearoma eingesetzt. Castoreum findet heute meist in Düften Verwendung, weniger in Lebensmitteln, darf jedoch in den USA als »natürlicher Aromastoff« deklariert werden. Omega-3-Fettsäuren in verarbeiteten Lebensmitteln stammen häufig von Fischen, und so kann Orangensaft »für ein gesundes Herz« Sardinen enthalten, selbst wenn der Fisch nicht auf der Zutatenliste steht.

Es mag kleinlich erscheinen, aber strenge Veganer essen nichts, was mithilfe von tierischen Produkten erzeugt wurde, selbst wenn das Ergebnis tierproduktfrei ist. Wenn wir darüber sprechen, ob wir alle vegan leben sollten, müssen wir wissen, worauf wir uns dabei einlassen – wollen oder sollen.

Während manche Vertreter des Veganismus herausfinden wollen, was hinter den Etiketten steckt, und bei den Herstellern anrufen, machen andere sich Gedanken über vegane Fleischersatzprodukte, die zum Teil hochgradig verarbeitet sind. Viele Veganer akzeptieren das, besonders wenn sie aus ethischen Gründen auf Fleisch verzichten, aber wer Nachhaltigkeit und Lebensmittelqualität wichtig findet, bekommt hier Probleme. Praktisch jeder vegane Fleischersatz ist nachhaltiger als Rindfleisch aus Massentierhaltung, aber nicht unbedingt nachhaltiger als ein Huhn aus bäuerlicher Freilandhaltung.

B

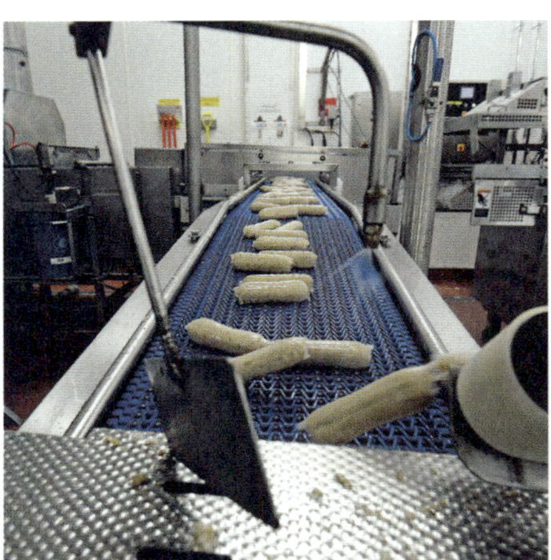

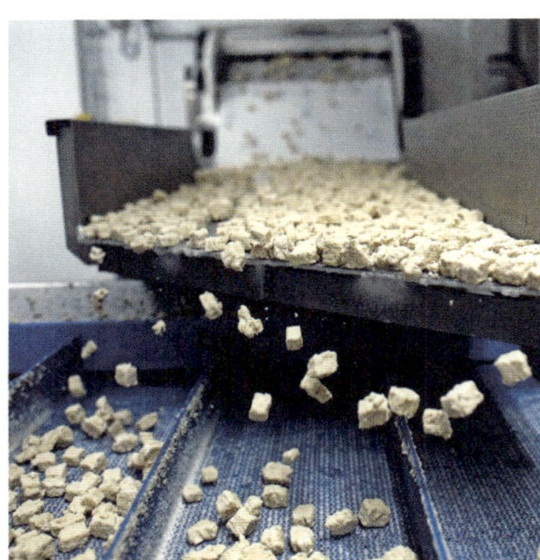

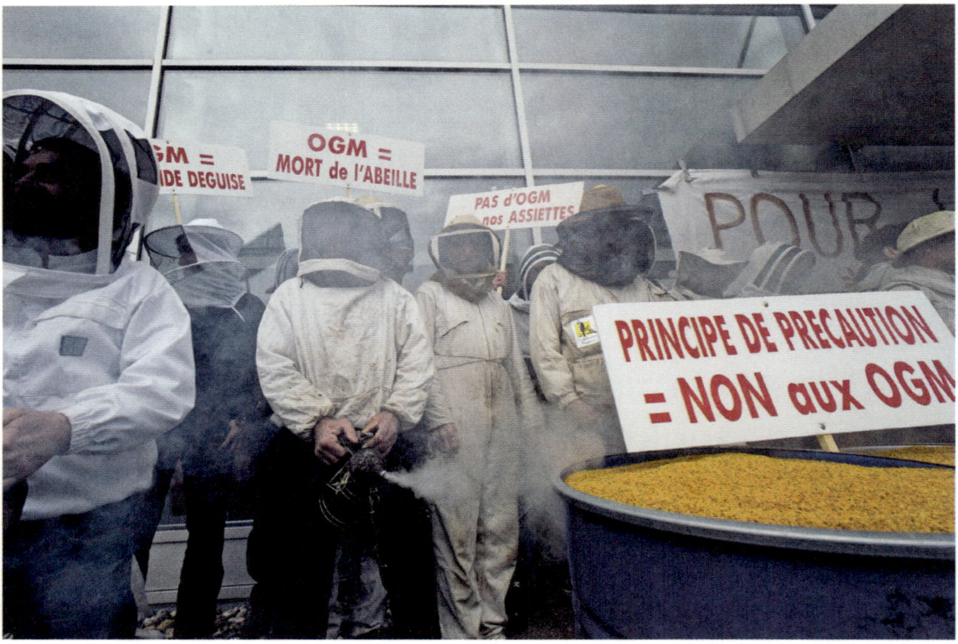

A

Dann sind da noch die gentechnisch veränderten Organismen oder GVOs. Wenn Gene einer Spezies dem Erbgut einer anderen – egal ob Pflanze, Bakterium, Virus, Tier oder Mensch – hinzugefügt werden, wirft das Fragen auf. Veganer machen sich hier besondere Sorgen. Ein Beispiel ist die sogenannte »Flunder-Tomate«. Man wollte Tomaten gegen Frostschäden bei Anbau und Lagerung schützen. Deshalb fügte man ihrem Erbgut das Gen einer arktischen Flunder hinzu. Die Tomaten gelangten niemals auf den Markt. Die Ratten, an denen sie getestet wurden, starben häufiger als andere Ratten, deshalb wurde das Projekt eingestellt. Doch die Frage bleibt: Ist eine Tomate mit einem Fischgen vegan?

In der EU müssen GVOs entsprechend gekennzeichnet werden, in den USA jedoch nicht. Nahrungsmittel aus biologischer Landwirtschaft dürfen keine GVOs enthalten. Nur so kann der Verbraucher sich (insbesondere in den USA) sicher sein.

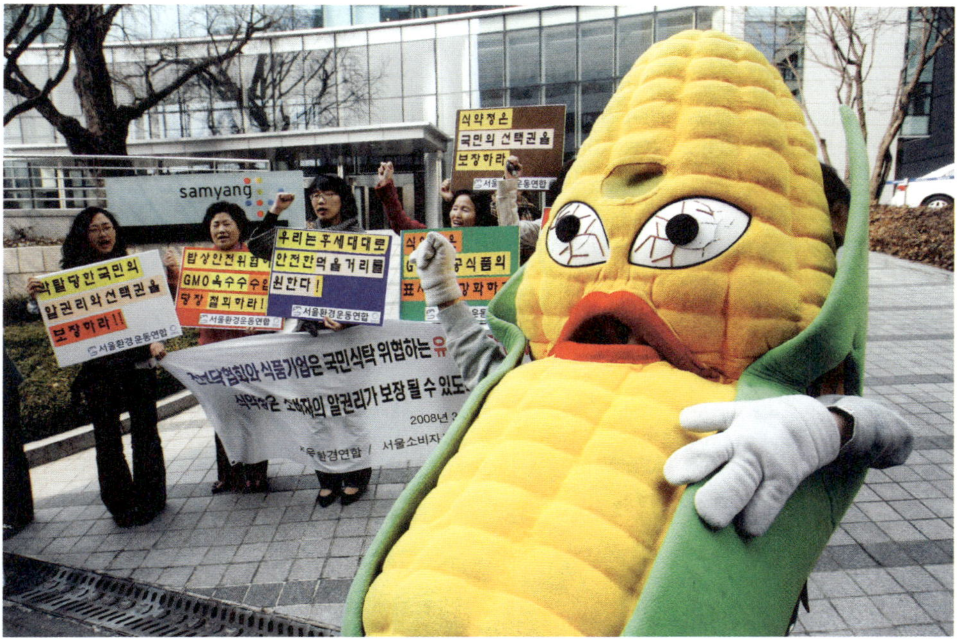

B

Die verwirrende Kennzeichnung veganer Lebensmittel kann problematisch sein, wenn man auswärts isst.

Gentechnisch veränderte Organismen entstehen, wenn Gene einer Spezies in die DNA einer anderen eingefügt werden.

A/B Bienenzüchter demonstrieren vor dem Hauptquartier von Monsanto in Frankreich und Umweltschützer protestieren gegen den Import von genverändertem Getreide nach Südkorea. Beide wollen das Gleiche: Solange wir nicht mehr wissen, sollten GVOs nicht verwendet werden. Andere Aktivisten fordern die Kennzeichnung gentechnisch veränderter Lebensmittel. In der EU ist das vorgeschrieben, in den USA nicht.

Das Angebot an veganen Gerichten in der Gastronomie wächst ständig. In vielen Städten gibt es Restaurants und Cafés, die ausschließlich veganes Essen servieren. Davon abgesehen ist es schwierig: Hühnerbrühe lauert in Suppen, zur vietnamesischen Küche gehört die Fischsauce, im Brot kann Molke versteckt sein.

Beim geselligen Zusammensein sind die Möglichkeiten ebenfalls beschränkt. Natürlich ist es vom sozialen Umfeld abhängig, wie stark die Beeinträchtigung ist, aber viele Veganer erleben, dass ihre Ansprüche an die Ernährung sie einschränken oder schlicht unbequem sind. Seit Jahrhunderten, nein, seit Jahrtausenden versammeln Menschen sich zum gemeinsamen Essen. Wer daran nicht teilnimmt, wird in vielen Kulturen zum Außenseiter.

Man sollte die ausgrenzende Wirkung des Veganismus nicht unterschätzen. Es ist sicher nicht leicht, eine Ernährungsweise zu befolgen, die gesellschaftlich nicht akzeptiert ist, und gesellschaftlicher Druck ist eine Realität. Wir alle sind durch Erfahrung, Werbung und Vorbilder konditioniert.

Wer sich vegan ernährt, muss neue Kochgewohnheiten entwickeln. Es kann schwierig sein, vorbereitete vegane Lebensmittel zu bekommen, daher kochen viele Veganer alles selbst, zumal sie auf Fertiggerichte verzichten wollen. Wer neuen Erfahrungen gegenüber aufgeschlossen ist, kann so viel Spannendes kennenlernen; andere finden es lästig, mehr Zeit in der Küche zu verbringen. Die Supermärkte reagieren auf die wachsende Zahl der Kunden, die sich einem veganen Lebensstil zuwenden, und erweitern ihr Angebot in diesem Bereich ständig.

A

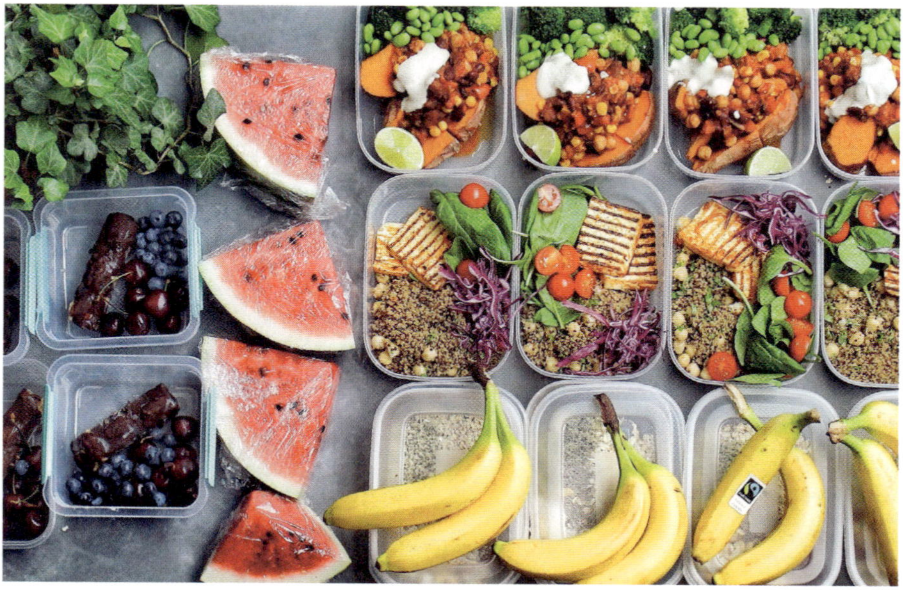

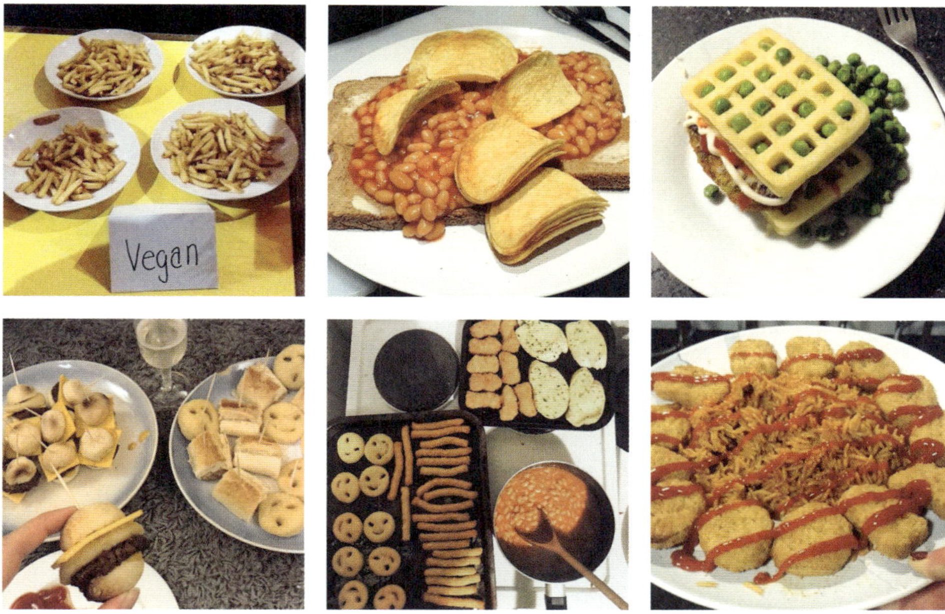

B

A Diese bunten, fertig vorbereiteten Mahlzeiten sind vegan, wie man es sich vorstellt: Es gibt Obst, Gemüse und Getreideprodukte.

B Auf Instagram hinterfragt @uglyvegan diese Sicht der Dinge und zeigt: Es gibt nicht nur Rohkost und Körner. Hier setzt man sich bewusst über den belehrenden Tonfall veganer Gesundheitsapostel hinweg.

Die Auswirkungen zusätzlicher **Ballaststoffe** auf das Verdauungssystem können für Veganer unangenehm sein. Wer nicht daran gewöhnt ist, hat am Anfang vermehrt unter Gasbildung und Blähungen zu leiden. In der Regel geben sich die Symptome jedoch, sobald der Körper sich darauf eingestellt hat, mehr Ballaststoffe zu verwerten.

Doch die Herausforderungen des Veganismus reichen über das rein Persönliche hinaus.

Eine andere praktische Überlegung betrifft den Dünger. Die meisten Bauern sind sich einig: Besonders effektiv ist **Mist**. Doch ein strenger Veganer, der die Ausbeutung der Tiere für falsch hält, wird gegen die Verwendung von Mist zur Erzeugung veganer Nahrungsmittel eintreten. Wenn die Menschheit keine Tiere mehr hält, wird es keine großen Mengen Mist mehr geben.

Ballaststoffe sind unverdauliche Kohlenhydrate. Sie kommen reichlich in Vollkornprodukten, Obst und Gemüse sowie Hülsenfrüchten vor.

Mist kann kompostiert werden, häufig mit zusätzlichem Pflanzenmaterial, ehe er als Dünger verwendet wird.

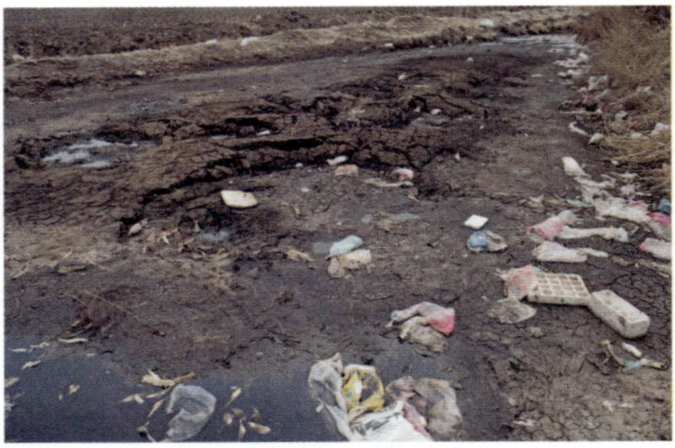

A

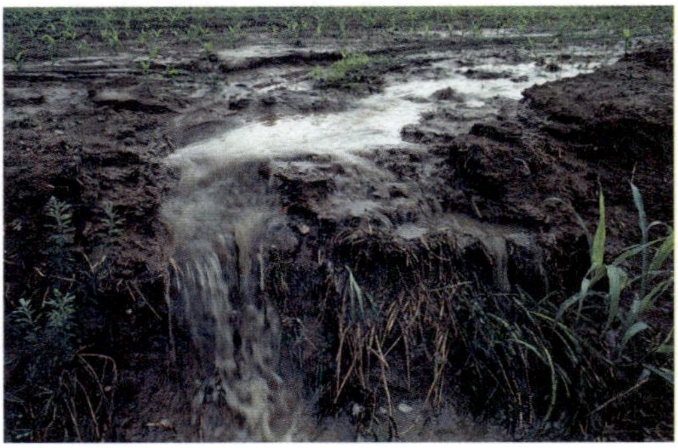

B

Es gibt zwei Lösungen.

Die erste ist die Verwendung von Kunstdünger. Er beschleunigt das Pflanzenwachstum effektiv, aber für die Bodengesundheit tut er praktisch nichts. Die wiederholte Anwendung kann sogar zur Ansammlung giftiger Stoffe wie Arsen führen. Deshalb wird in der biologischen Landwirtschaft kein Kunstdünger verwendet. Diese »Lösung« würde die Umweltvorteile des Veganismus zunichtemachen. Veganismus und biologische Landwirtschaft entwickeln sich seit den 1970er-Jahren parallel. Aber die Nachfrage nach wirkungsvollem Biodünger und die Abschaffung der Tierhaltung lassen sich nicht vereinbaren.

Mineral- oder **Kunstdünger** besteht aus anorganischen Substanzen. Häufig handelt es sich um Zwischenerzeugnisse der Erdölindustrie. Kunstdünger wurde Anfang des 20. Jh. entwickelt. Sein Einsatz nach dem Zweiten Weltkrieg führte zur Grünen Revolution der 1950er- und 1960er-Jahre. Zusammen mit der Entwicklung ertragreicher Getreidesorten hat der Kunstdünger die Nahrungsmittelerzeugung verändert.

Gründüngung nennt man die Praxis, eine Feldfrucht anzubauen und sie dann unterzupflügen, um dem Boden Nährstoffe zurückzugeben und ihn so zu verbessern. Meist wird Gründünger nach der Ernte oder im Frühjahr vor der Aussaat ausgebracht.

Kompost ist organisches Material, beispielsweise Pflanzen- und Nahrungsmittelreste, die man verrotten lässt. Daraus wird – für Gärtner und Biobauern – »schwarzes Gold«, weil es dem Boden wieder Nährstoffe zuführt.

Bienen und andere Insekten bestäuben mindestens 30 % der Obst- und Gemüsesorten sowie der Nüsse in der Landwirtschaft (und bis zu 90 % der Wildpflanzen). Vegane Aktivisten argumentieren, wenn man die Bienenvölker natürlich wachsen ließe, wäre die Bienenhaltung nicht nötig. Viele Experten halten das für unrealistisch.

Die zweite Lösung ist eine Kombination aus **Gründüngung** und **Kompost**. Wenn man beides verbindet, erhalten Gründüngung und Kompost nicht nur die Bodengesundheit, sondern verbessern sie sogar – gut für die Umwelt und für die Landwirtschaft. Durch Gründüngung wird der Verlust an Stickstoff (ein chemisches Element, das für die meisten Feldfrüchte wichtig ist) um 97 % reduziert, verglichen mit Feldern, auf denen kein Gründünger angebaut wurde. Das Hauptproblem: Gründüngung erfordert Zeit und Planung. Außerdem erholen die Böden sich langsamer als mit Mist.

Die Frage der Schädlingsbekämpfung stellt sich im Rahmen des Veganismus ganz neu: Pestizide töten Tiere. Eine natürliche Schädlingsbekämpfung ist möglich, aber auch dabei sterben indirekt Tiere, oder es werden Tiere ausgebeutet. Radikale Veganer sind gegen die Haltung von **Bienen**, selbst zur Bestäubung von Feldfrüchten. Auch der Einsatz von Marienkäfern und anderen Nützlingen zur Schädlingsbekämpfung ist unmöglich.

A Riesige Haufen Kuhmist von einer Milchviehhaltung auf einem Maisfeld in der Provinz Heilongjiang (China). Die Milchviehhaltung produziert mehr Mist, als auf den Feldern eingesetzt werden kann. So entstehen übel riechende »Berge«.

B Regen spült Dünger und andere Schadstoffe von einer Agrarfläche in Iowa ins Oberflächenwasser. Die Hauptgefahr geht von Nitraten aus, die in Seen und Buchten Todeszonen schaffen und das Trinkwasser vergiften.

C/D Algenblüten wie hier auf dem Lake St. Clair zwischen Michigan und Ontario (oben) oder auf dem Taihu-See in Wuxi (China, unten) treten immer häufiger auf, weil durch den Dünger, der ins Wasser gelangt, das Algenwachstum angeregt wird. Eine Algenblüte ist nicht nur ein unschöner Anblick – wenn sie überhandnimmt, ist im Wasser kein anderes Leben mehr möglich, auch nicht für Fische.

C

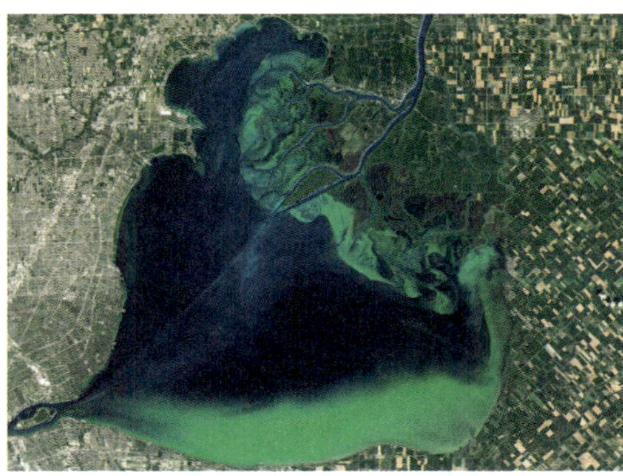

D

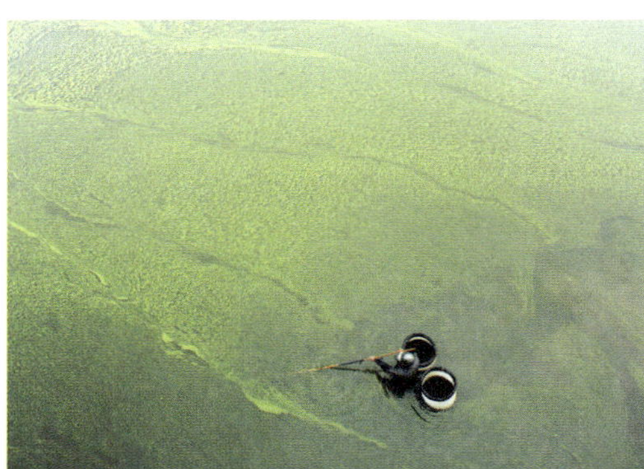

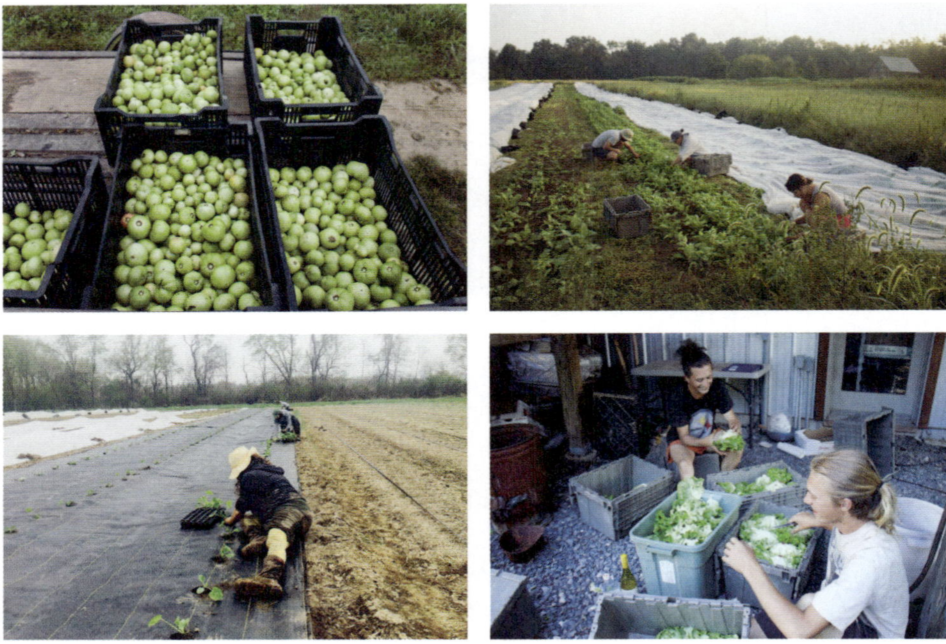

A

A Die solidarische Landwirtschaft auf der *Huguenot Street Farm* hat Modellcharakter: Die Kunden erwerben einen »Anteil« an der Ernte. Wer sich für die Investition entscheidet, erhält frische Produkte vom Bauernhof. Der landwirtschaftliche Betrieb hat Geld für Investitionen und die Abnahme ist garantiert.

B In Ländern mit großer Armut laufen Kinder wie dieses junge Mädchen an einer Bushaltestelle in Korhogo (Elfenbeinküste) Gefahr, von Menschenhändlern aufgegriffen zu werden. Manche werden angelockt, andere gekidnappt, um als Dienstboten oder Sklaven auf Kakaoplantagen zu arbeiten.

Glücklicherweise wird es eine so extreme Zukunft ohne Schädlingsbekämpfung und ohne Gülle vermutlich nicht geben. Für die meisten Menschen ist eine überwiegend pflanzliche Ernährung realistischer als eine komplett vegane. Und wenn weniger Fleisch unter besseren Bedingungen produziert würde, wäre es wieder möglich, alle tierischen Fäkalien als Dünger zu nutzen.

Das Thema Schädlingsbekämpfung wirft ein Licht auf die Grenzen des Veganismus. Wir können aufhören, Tiere zu essen und Tiere zu halten. Wir können sogar die Felder mit veganem Kompost düngen. Aber können wir Nahrung produzieren, ohne Tiere zu töten, ohne ihnen zu schaden? Nein, können wir nicht. Allein das Bestellen der Felder und die Ernte richten ein Blutbad unter Insekten und mitunter Vögeln und kleinen Säugetieren an.

Wir können also auf diesem Planeten nicht leben, ohne anderen lebenden Kreaturen Schaden zuzufügen – der wahre Veganismus ist unerreichbar. Das kann als Argument gegen den Versuch dienen, überhaupt ein veganes Leben anzustreben. Eine schwierige Position, zugegeben. Interessanter ist indessen die Frage, ob eine vegane Ernährung immer und notwendigerweise ethischer ist als eine omnivore.

Es ist möglich, sich streng vegan zu ernähren und dabei Nahrungsmittel zu essen, die von Sklavenarbeitern angebaut, mit schädlichen Chemikalien besprüht oder in heiliger Erde gezogen wurden. Dann richtet eine vegane Ernährung größeren Schaden an als eine omnivore. Dies ist kein wirklicher Nachteil des Veganismus, sondern dient eher der Abschwächung der behaupteten Vorteile. Alle Vor- und Nachteile stehen in einem Gesamtzusammenhang von Entscheidungen über unsere Nahrung und unsere Lebensform.

B

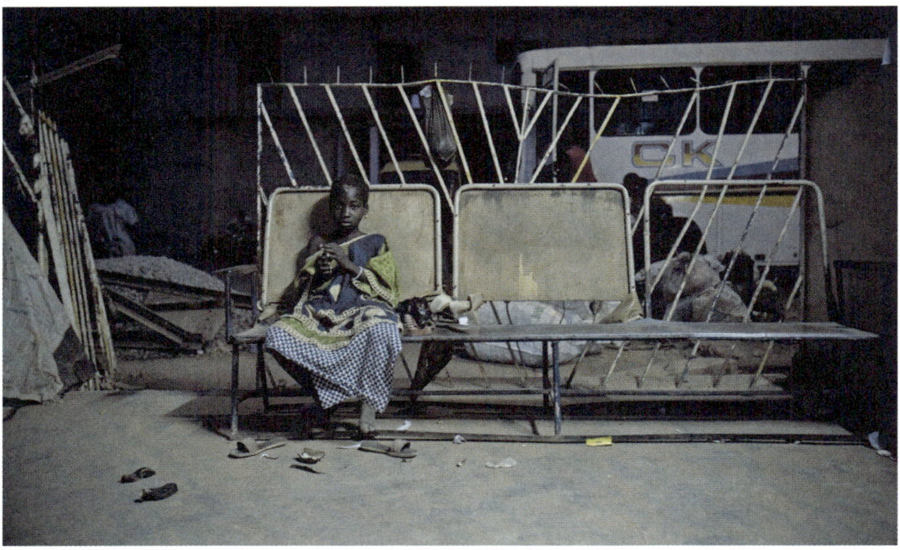

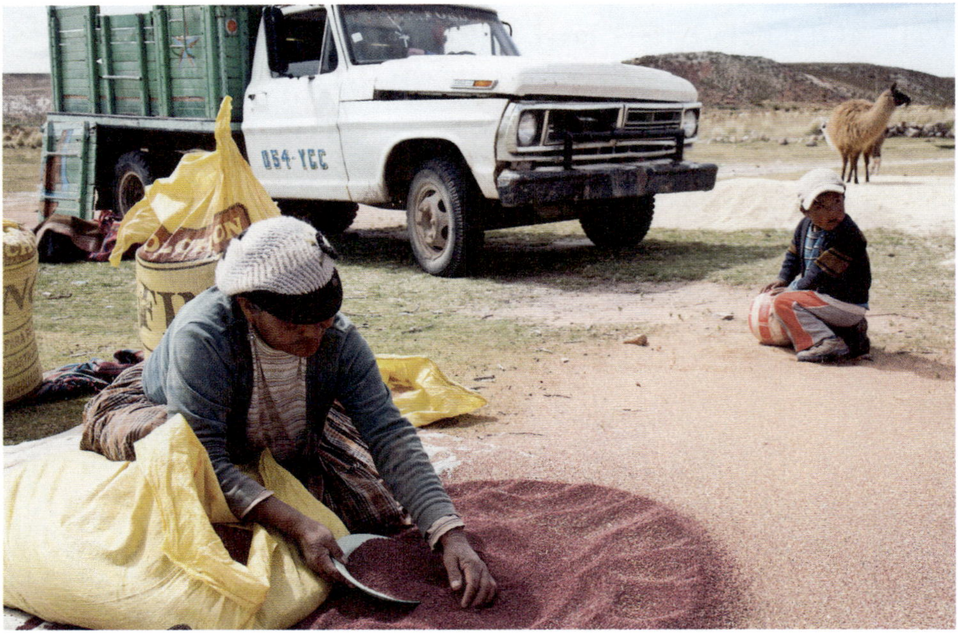

A

Das bringt uns zu einer Herausforderung, die besonders schwer einzuschätzen ist: die Tradition. Das Thema hat zwei Seiten.

A Die Nachfrage nach Quinoa wächst. Deshalb wird sie heute nicht mehr nur in den Anden angebaut, und das traditionelle Worfeln mit einem Teller auf dem Boden stirbt aus.

B Quinoa wird zunehmend in größeren Anlagen verarbeitet, wie hier in Bolivien. Außerdem wird Quinoa in den USA und Kanada angebaut, um der Nachfrage nach den nahrhaften Körnern zu entsprechen.

Zum einen können vegane Vorlieben traditionelle Ernährungsgewohnheiten durcheinanderbringen – durch veränderte Nachfrage, Kreuzung oder Standardisierung von Saatgut oder Einflussnahme auf die Produktion.

Ein Beispiel ist Quinoa, eine Kulturpflanze, die wie Getreide gekocht und verwendet wird; sie stammt aus den südamerikanischen Anden. Sie gehört zu den wenigen Pflanzen, die alle neun Aminosäuren enthalten, die wir brauchen. Als die Nachfrage nach Quinoa zu steigen begann, stiegen auch die Preise. Von 2006 bis 2013 haben sie sich verdreifacht. Quinoa wurde teurer als Hühnchen. Die Menschen in

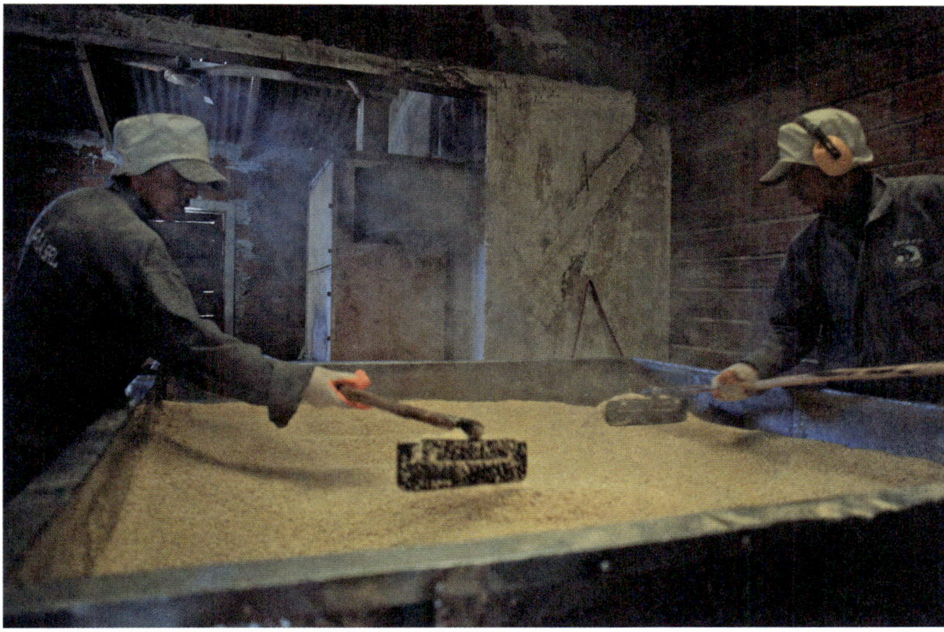

B

der Ursprungsregion konnten sich ein Nahrungsmittel nicht mehr leisten, das dort seit Jahrhunderten angebaut wird. Einen ähnlichen Fall gab es in Mexiko: Dort erwog man 2018, Avocados zu importieren, eine heimische Frucht, die zur regional üblichen Ernährung gehört. Die wachsende weltweite Beliebtheit hatte zu einer Knappheit geführt.

Zum anderen spielen Fleisch und andere Tierprodukte in vielen Kulturen eine wichtige Rolle, etwa bei traditionellen Ritualen. Die Umstellung auf eine vegane Lebensweise kann physische, psychische und soziale Herausforderungen mit sich bringen.

Traditionen sind mächtige Triebkräfte für Zusammenleben und Identität. Was ist Weihnachten ohne die Weihnachtsgans? Wie sollen griechische Familien ohne Lammbraten Ostern feiern? Ist ein Yorkshire Pudding ohne Eier noch ein Yorkshire Pudding? Und ist es noch ein Luau, wenn das Kalua-Schwein fehlt?

Traditionen, besonders die geliebten und leckeren, sind kein kleines Hindernis.

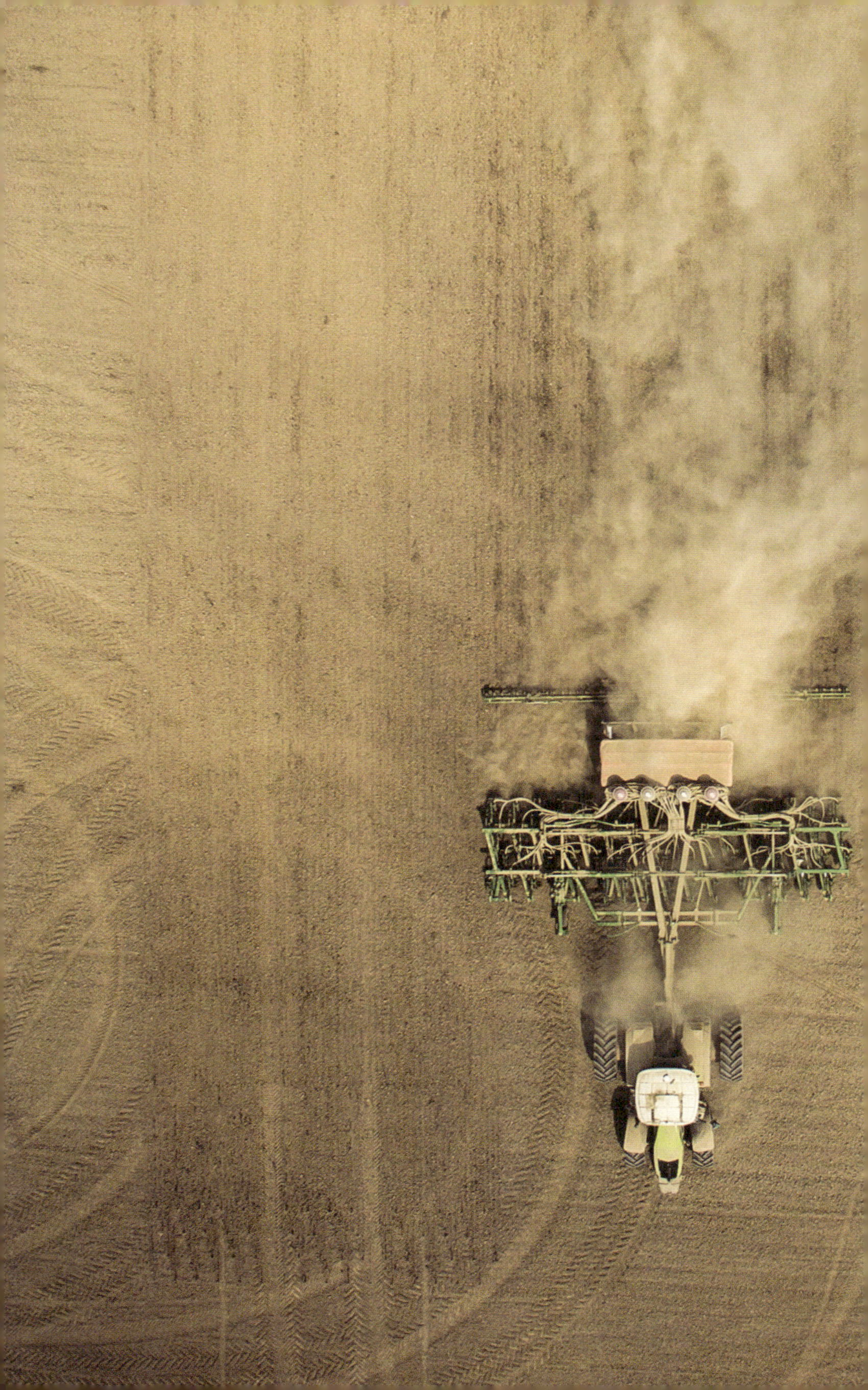

4. Ein veganer Planet

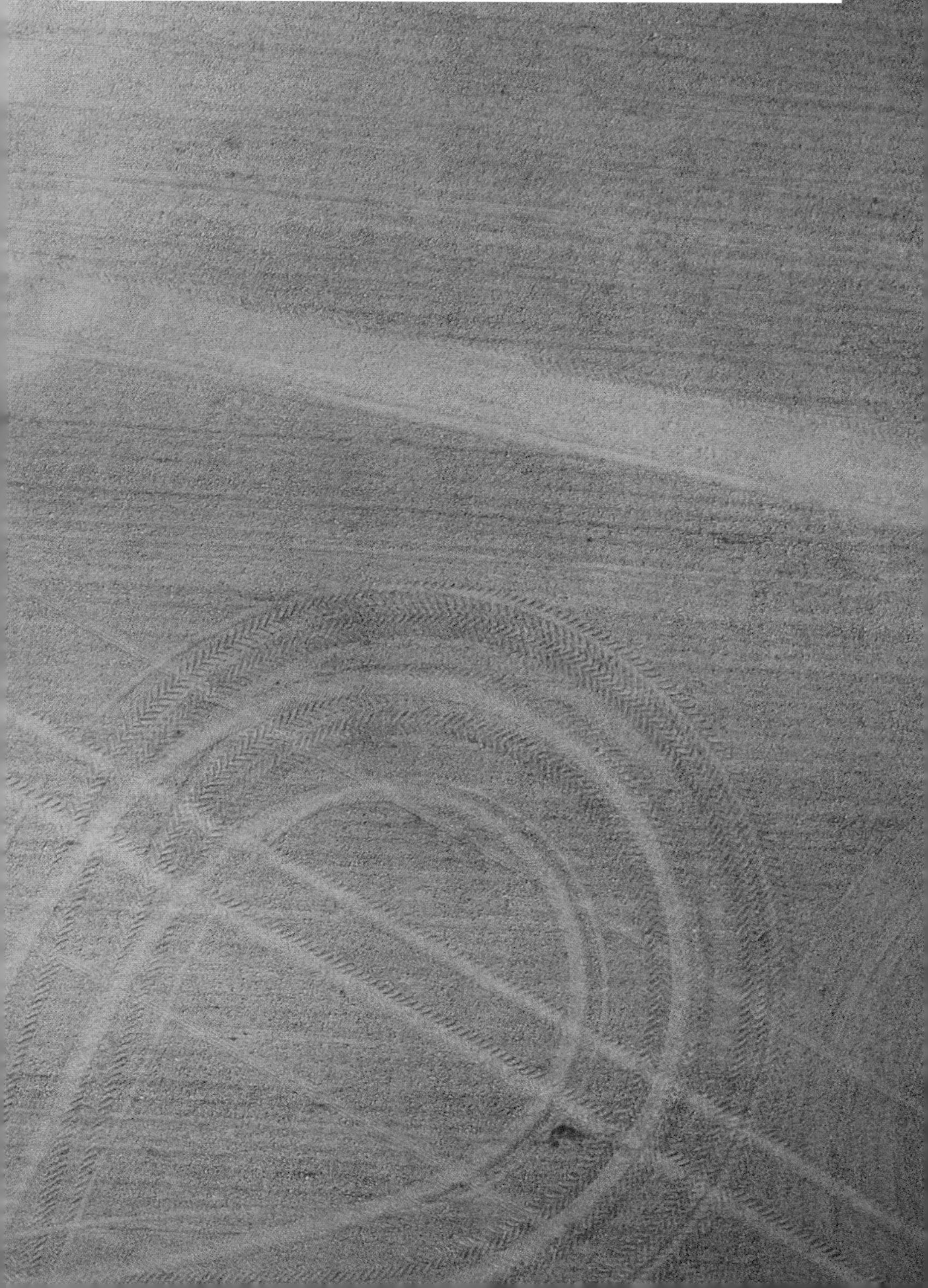

Wie könnte ein veganer Planet aussehen? Welche Veränderungen würde es nach der massenweisen Umstellung auf ein tierproduktfreies Leben geben – ökologisch, ökonomisch, sozial, kulturell und im Gesundheitswesen?

Vegan wäre die Erde ein komplett anderer Planet.

Von 1961 bis 2010 hat sich der Verzehr von Rind-, Lamm- und Ziegenfleisch mehr als verdoppelt, so die **Ernährungs- und Landwirtschaftsorganisation der Vereinten Nationen** (FAO). Bei Schweinefleisch und Geflügel liegen die Zuwächse noch deutlich höher – der Konsum hat sich verdreifacht bzw. verneunfacht. Besonders dramatisch ist die Entwicklung in Japan. Traditionell setzte man dort auf pflanzliche Kost, dazu Fisch und Meeresfrüchte; heute steht Fleisch im Mittelpunkt der japanischen Ernährung. Besonders augenfällig wird das in Tokio, wo der Fleischkonsum von 1970 bis 2005 um 160 % zugenommen hat.

A

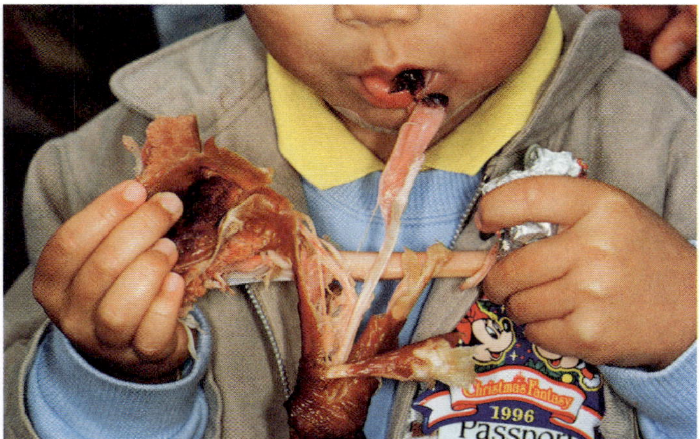

Die **Ernährungs- und Landwirtschaftsorganisation der Vereinten Nationen** soll dafür sorgen, dass den Menschen weltweit genug hochwertige Nahrungsmittel zur Verfügung stehen.

A Ein Kind verzehrt Fleisch im Disneyland in Tokio – ein Foto aus der Serie *Common Sense* von Martin Parr (1998). Darin macht er den zügellosen Konsumismus weltweit zum Thema.

B Diese Infografik illustriert die weltweite Fleischproduktion. Der Verbrauch bleibt dabei unberücksichtigt; sonst müssten zahlreiche Pfeile für die Fleischtransporte hinzukommen.

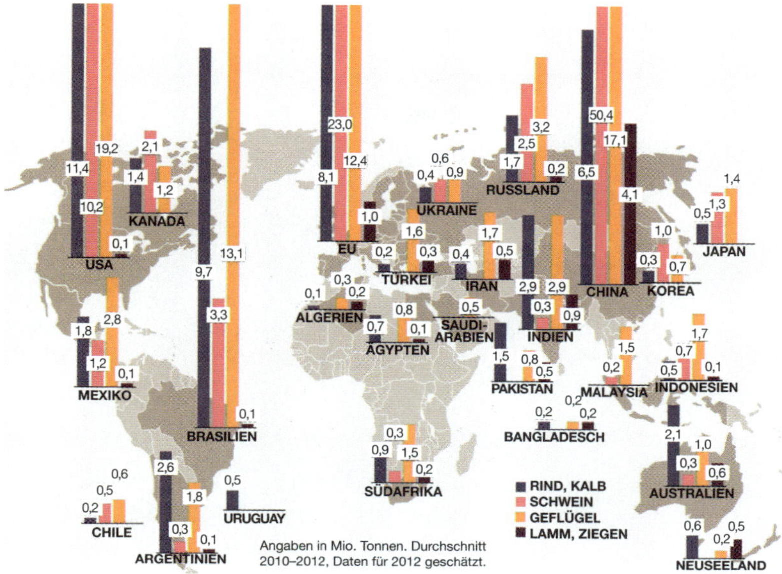

B

Ausgehend von aktuellen Lebensgewohnheiten wird sich die weltweite Nachfrage nach Rindfleisch zwischen 2015 und 2050 um 95 % erhöhen. In den Entwicklungsländern steigt zudem die Nachfrage nach anderen Fleischsorten. In den Industrieländern verzehrt ein Mensch im Durchschnitt 80 kg Fleisch im Jahr; in den Entwicklungsländern sind es im Durchschnitt 32 kg. Es ist davon auszugehen, dass mit dem wirtschaftlichen Wachstum in diesen Ländern der Fleischbedarf steigen wird.

Eine Verbreitung des Veganismus würde nicht nur die heutige Situation verändern, sondern auch enorme Auswirkungen auf die Zukunft haben, wenn die Steigerungen des Fleischkonsums ausblieben.

Manche Kritiker machen sich über diejenigen lustig, die der Tierhaltung ein Ende setzen wollen, und verweisen auf die gewaltige Zahl von Nutztieren auf der Erde. Was soll dann mit ihnen geschehen? Werden Hühner pickend durch den Stadtpark streifen oder Schweine in öffentlichen Brunnen baden? Die Massentierhaltung würde wohl Schritt für Schritt abgewickelt und nicht über Nacht.

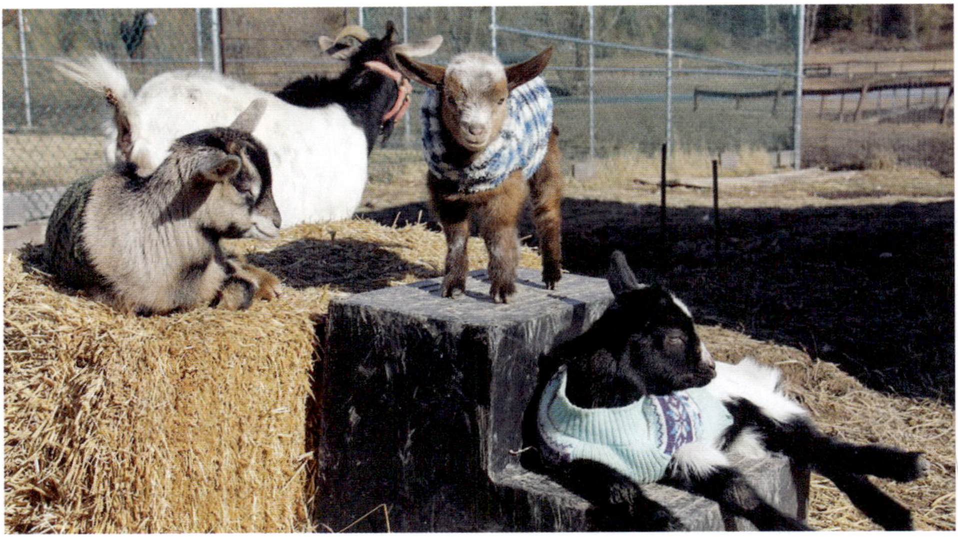

A

Aufzucht und Haltung von Millionen Tieren wären überflüssig; sämtliche Massentierhaltungen könnten geschlossen werden. Man müsste nicht mehr über den Tierschutz in der Landwirtschaft streiten, weil es dort keine Tiere mehr gäbe.

Kleine Höfe, die auf integrierte Landwirtschaft setzen und ihre Flächen düngen, indem sie einen Teil des Jahres Tiere darauf weiden lassen, müssten auf Kompost und Gründünger ausweichen. Weil viele Bio-Bauern integriert arbeiten, könnte es passieren, dass manche Höfe – besonders diejenigen, wo sich der Boden noch erholen muss oder von Natur aus weniger nährstoffreich ist – auf Kunstdünger zurückgreifen müssen, um kostendeckend zu produzieren.

Projekte im Bereich der **regenerativen Landwirtschaft**, bei denen Nutztiere zur Bodenverbesserung eingesetzt werden, müssten in einem veganen System eingestellt werden. Wo große, Gras fressende Wiederkäuer dazu beitragen, **Ökosysteme** zu regenerieren – man denke an die Bisons im Westen der USA: der Boden soll durchlüftet und auf natürliche Weise gedüngt, das Gras abgefressen werden – könnte man die Tiere freilassen. Ohne die planvolle Weiterverlegung der Herden wäre dann allerdings die Regeneration beendet. Projekte,

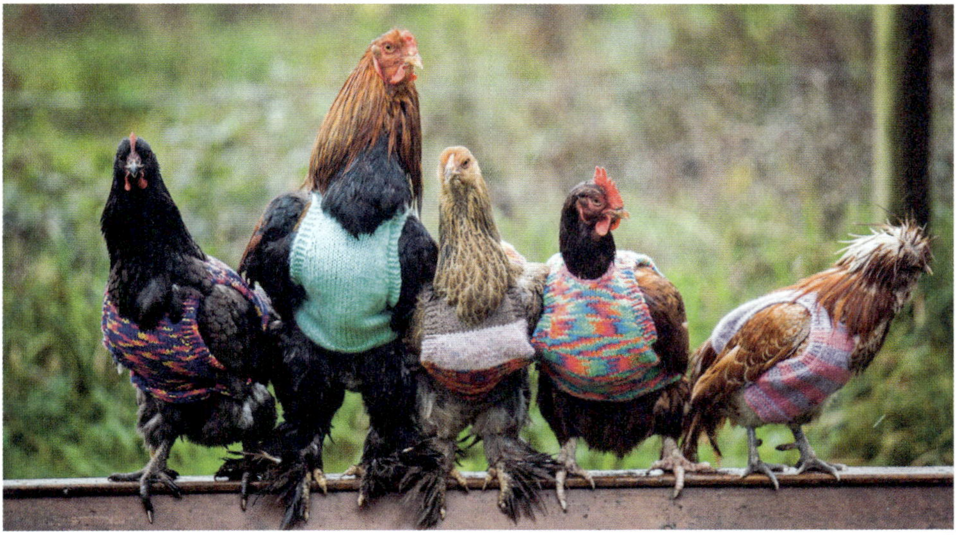

B

die darauf abzielen, dass Geflügel auf der Jagd nach Insekten den Boden auflockert, müssten gleichfalls aufgegeben werden.

Tiere zu halten, um sie zu essen, ist ineffizient: Die Kalorienbilanz ist schlecht.

Tiere verbrauchen 90 % ihres Futters für Atmung, Bewegung und Vermehrung; nur etwa 10 % werden zu Muskelmasse und damit zu Fleisch für den menschlichen Verzehr. Allerdings können Tiere, besonders Wiederkäuer wie Kühe oder Schafe, Pflanzen verwerten, die für die menschliche Ernährung ungeeignet sind – große Mengen Gras zum Beispiel. Zur Tierhaltung können Flächen dienen, die andernfalls gar nicht zur Erzeugung von Nahrungsmitteln eingesetzt werden würden. So können Schafe auf trockenen, fast unfruchtbaren Böden weiden und sind in solchen Gegenden eine wichtige Nahrungsquelle. Schafe halten Unkraut in Schach; sie sind auf Brachflächen genauso effektiv wie chemische Unkrautvernichtungsmittel.

Die **regenerative Landwirtschaft** nutzt Techniken zur Verbesserung von Boden und Grundwasser und zur Förderung der Biodiversität.

Ein **Ökosystem** ist eine Lebensgemeinschaft von Organismen, die in einer bestimmten Umgebung miteinander interagieren.

A Gnadenhöfe wie dieser in den Catskills (New York) kümmern sich auch um landwirtschaftliche Nutztiere.

B Diese Hühner haben ein neues Zuhause gefunden. Manche hatten kaum Federn, daher haben sie warme Pullover bekommen.

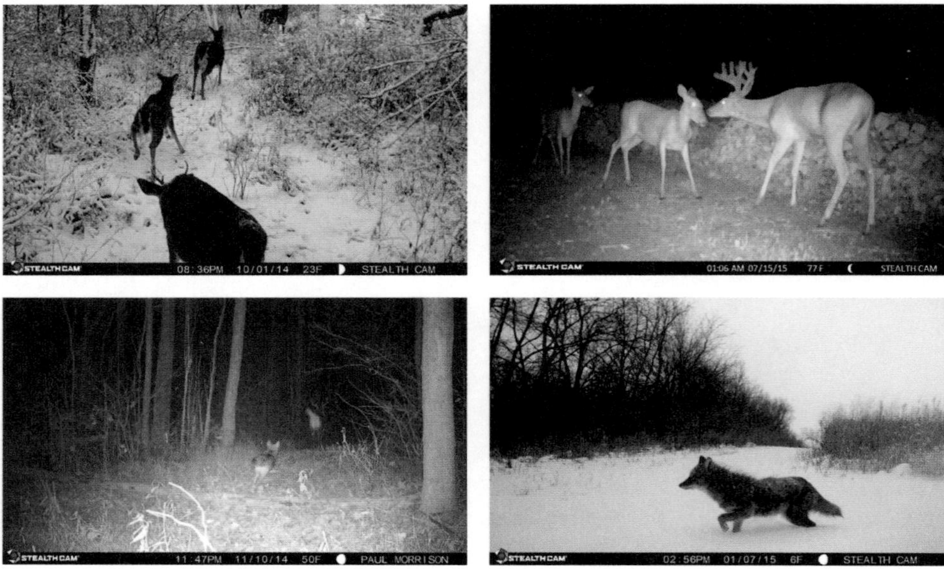

A

Land, auf dem einst Schafe weideten, würde vermutlich in den Naturzustand zurückkehren und nicht mehr der Erzeugung von Nahrungsmitteln dienen. Wie es dabei denjenigen Menschen ergeht, für die das Schaffleisch die primäre Kalorien- und Proteinquelle ist, bliebe zu diskutieren. In einer veganen Welt müssten Volkswirtschaften, die auf Fleisch, Milch und Wolle basieren, umstrukturiert werden. Das gilt zum Beispiel für Neuseeland, das vor allen Dingen Rind- und Lammfleisch, Milchprodukte und Fisch exportiert.

Die Möglichkeiten der regenerativen Landwirtschaft und die Fähigkeit mancher Tiere, karge, ansonsten unproduktive Gebiete zu nutzen, sind gute Gründe, anstelle des vollständigen Verzichts eine Reduzierung des Fleischkonsums ins Auge zu fassen.

Eine vegane Welt müsste nicht nur ohne Nutztiere auskommen, dort würde auch kein **Wild** mehr gejagt werden. Die Meinungen, was in diesem Fall mit den Wildtierpopulationen geschieht,

Wild ist die Gesamtheit der Tiere, die für die menschliche Ernährung gejagt werden – Wildschweine, Kaninchen, Rehe, Hirsche, Fasane, Enten, Elche, Bären, Rentiere, je nachdem wo man lebt.

Buschfleisch bezieht sich auf wilde Tiere – Säuger, Reptilien oder Vögel – die in Afrika für die menschliche Ernährung gejagt werden.

Abholzung ist das Fällen von Bäumen und die Rodung von Waldflächen. Dies geschieht, um die Nachfrage nach Holz zu befriedigen oder um landwirtschaftliche Nutzfläche zu gewinnen.

gehen auseinander. Würden sie explodieren? Oder entstünde ein neues Gleichgewicht? Vermutlich erst das eine, dann das andere.

Ein veganer Planet wäre eine Wohltat für gefährdete Arten, die wegen ihres Fleisches gejagt werden. Für viele Menschen könnte das jedoch problematisch sein, beispielsweise für die Bewohner zentralafrikanischer Länder, die ihren Proteinbedarf zu 70 % durch **Buschfleisch** decken und nicht durch das Fleisch domestizierter Tiere.

Die Nachfrage nach Buschfleisch geht Hand in Hand mit der **Abholzung**. Um Holzeinschlag und Bergbau zu erleichtern, werden Straßen gebaut. Auf ihnen gelangen auch Jäger und Wilderer in ehemals entlegene Waldgebiete. Wenn Wildtiere und Menschen in näheren Kontakt kommen, ziehen in der Regel die Tiere den Kürzeren. So ist die Löwenpopulation in Afrika in nur 20 Jahren um 43 % zurückgegangen, nur weil die Landwirtschaft in ihren Lebensraum vorgedrungen ist. Weil es an natürlichen Beutetieren fehlt, greifen die Löwen Nutztiere an; das führt dazu, dass sie von den Bauern gejagt werden.

B

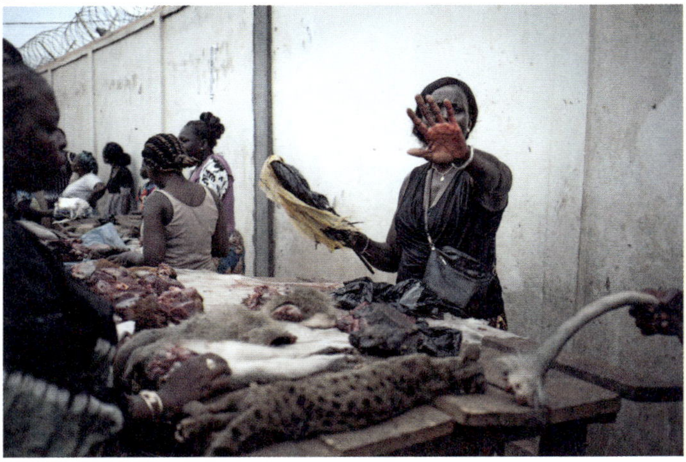

A Technische Entwicklungen erleichtern die Jagd. Das zeigen diese Stealthcam-Aufnahmen von wilden Tieren – Rehen und Wölfen – die von Bogenschützen beobachtet werden.

B Buschfleisch im Angebot auf einem Markt in Bimbo (Zentralafrikanische Republik). Hier sind die getöteten Wildtiere nicht nur Proteinquelle, sondern auch wichtiger Wirtschaftsfaktor und Statussymbol.

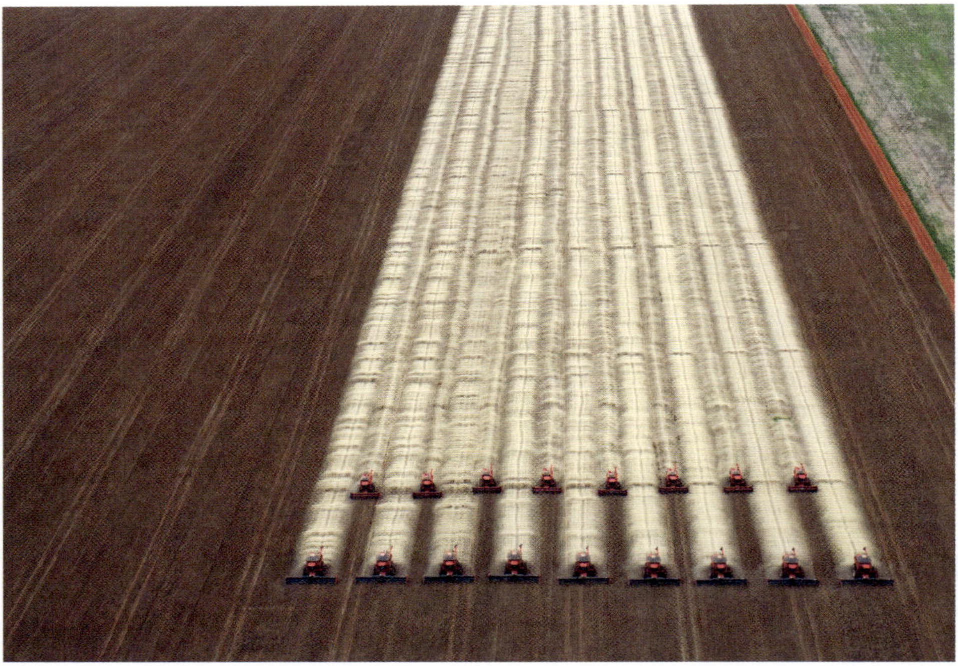

A

Abholzung findet statt, um neue landwirtschaftliche Nutzflächen zu schaffen, insbesondere in Südamerika. Dort macht die weltweite Nachfrage nach Rindfleisch die Rodung des Regenwalds profitabel. Sie trägt zur globalen Erwärmung bei, weil Bäume Kohlendioxid in Sauerstoff umwandeln. Je weniger Bäume, desto mehr CO_2 bleibt in der Atmosphäre.

A Der wachsende Sojabedarf – das vor allen Dingen als Tierfutter eingesetzt wird, weniger für den menschlichen Verzehr – hat in Südamerika gewaltige Soja-Monokulturen entstehen lassen.

B Rinder auf einem Pfad, der einst durch den Amazonas-Regenwald führte. Der größte Regenwald der Welt wird zunehmend den Bedürfnissen des Bergbaus und der Landwirtschaft geopfert. Mehr als ein Fünftel ist bereits zerstört, und die Abholzung geht weiter.

Außerdem wird der Regenwald abgeholzt, um Flächen für den Soja-Anbau zu gewinnen. Zwar hätte ein veganer Planet einen größeren Bedarf an Soja-Produkten für

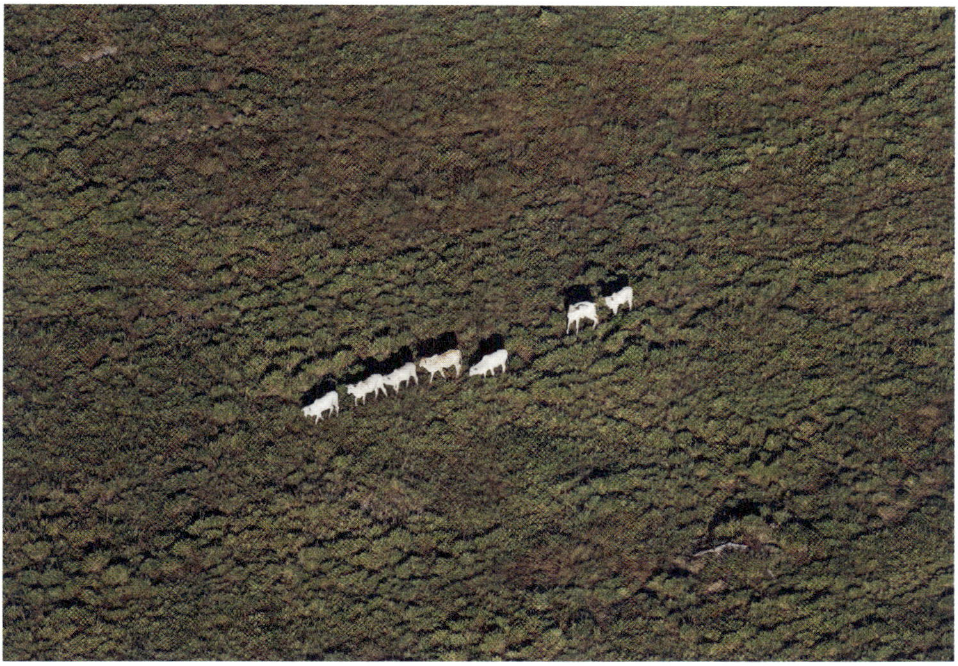

B

die menschliche Ernährung, weil Soja viel Eiweiß enthält, doch die Menge, die derzeit als Tierfutter angebaut wird, dürfte diesen Bedarf mehr als decken: Derzeit werden rund 85 % der weltweiten Soja-Ernte zu Tierfutter verarbeitet. Die Abholzung des Regenwaldes könnte gestoppt werden.

Würde die gesamte Weltbevölkerung vegan leben, hätte das vermutlich positive Auswirkungen auf die noch vorhandenen Wildtierpopulationen. Dem World Wildlife Fund und der Zoological Society of London zufolge haben wir zwischen 1970 und 2010 die Hälfte aller Wildtiere verloren. Und das in erster Linie in den entwickelten Ländern.

Methan ist eine auf der Erde verbreitete chemische Verbindung. Als natürliches Gas kommt es auch in den Ausscheidungen von Säugetieren vor. Methan macht etwa 10 % der Treibhausgase aus; es trägt stärker zum Treibhauseffekt bei als das bekanntere Kohlendioxid.

Treibhausgase sind alle Gase in der Erdatmosphäre, die Infrarotstrahlung absorbieren und so die Wärme in der Atmosphäre festhalten, was zur globalen Erwärmung führt. In erster Linie zählen dazu Wasserdampf, Kohlendioxid, Methan, Stickoxide und Ozon.

Wenn wir kein Weideland mehr brauchten, um den grenzenlosen Appetit nach Rindfleisch zu befriedigen, wären die Auswirkungen enorm; genau wie durch den Verzicht auf die Jagd zu Nahrungszwecken.

Zusammen mit der allmählichen Abschaffung der Viehzucht würden die Antibiotika und anderen Medikamente, die bei der Nutztierhaltung Anwendung finden, aus unseren Ökosystemen verschwinden. Weil ungefähr 80 % der weltweit produzierten Antibiotika Tieren verabreicht werden, würde das die Menge, die den Weg in die Umwelt findet, dramatisch reduzieren. Für die Pharmafirmen, die an der Herstellung verdienen, wäre das ein gewaltiger Verlust. Und die gravierenden Umweltschäden durch die Lagerung und den übermäßigen Einsatz tierischer Fäkalien (Gülle), wie in Kapitel 2 im Einzelnen dargestellt, wären bald ebenfalls Geschichte.

A

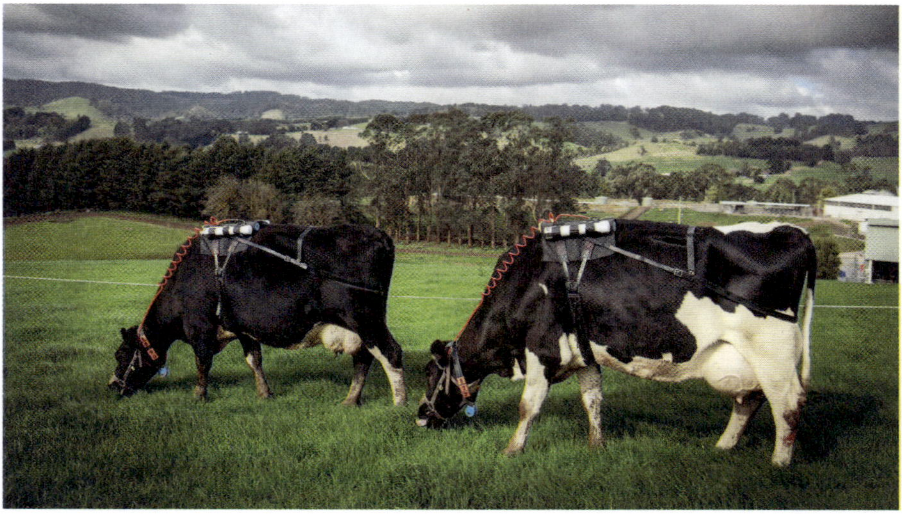

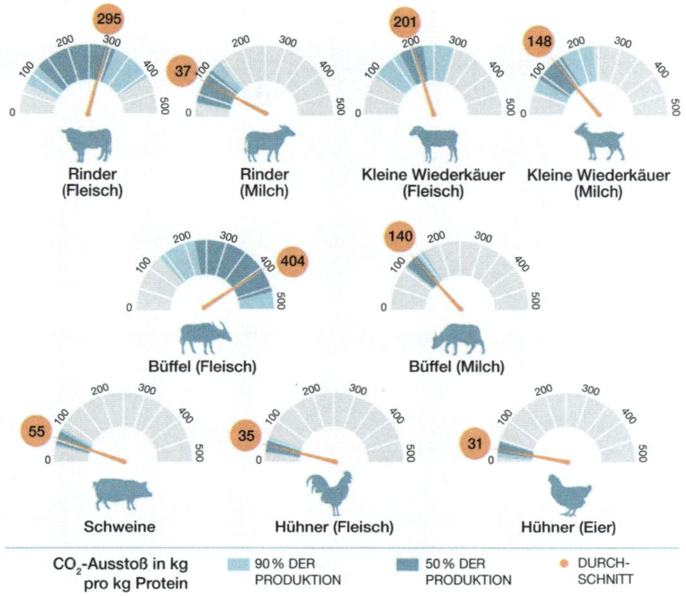

B

Auf einer veganen Erde würde sich der Ausstoß an **Methan** und anderen Schadstoffen verringern. Nutztiere sind verantwortlich für 66 % des Methangases in der Landwirtschaft, jedoch nur für 37 % der gesamten Proteinproduktion. Die Tierhaltung macht außerdem einen Anteil von – vorsichtig geschätzt – 14 % an allen menschengemachten Emissionen von **Treibhausgasen** aus. Das entspricht etwa der Gesamtabgasmenge aller Verkehrsmittel weltweit.

A Kühe im Ellinbank Dairy Research Institute in Victoria (Australien) tragen Rucksäcke, die ihren Methanausstoß messen. Man sucht nach einem Weg, ihn zu reduzieren.

B Diese Grafik zeigt die durchschnittlichen CO_2-Emissionen bezogen auf die Proteinmenge. Danach hat Büffelfleisch die höchste Emissionsintensität; Hühnereier haben die geringste. Die Intensität kann allerdings je nach Art der Haltung variieren.

Alle Säugetiere produzieren Methangas, bei jedem Rülpser und bei jedem Furz. Rinder haben stark ausgeprägte Blähungen, vor allen Dingen wenn sie mit Getreide gefüttert werden (das sie nicht gut verdauen können) anstatt mit Gras (das ihre natürliche Nahrung ist). Sie sind größer als andere Nutztiere und werden besonders unnatürlich ernährt. Das führt letztendlich dazu, dass Rinder drei- bis viermal so viele Treibhausgase produzieren wie alle anderen Tiere, die von Menschen gehalten werden.

2016 kam eine Studie der Universität Oxford zu dem Schluss, dass eine vegane Ernährung weltweit die mit der Lebensmittelproduktion verbundenen Emissionen um 70 % reduzieren würde. Dabei ist eine vermehrte Kundstdüngerproduktion bereits berücksichtigt. Weil die Nahrungsmittelproduktion 13 % aller Emissionen verursacht, würde sich das positiv auf die globale Erwärmung und den Klimawandel auswirken.

Forscher des **Oxford Martin Programme on the Future of Food** haben errechnet, dass die Reduktion der Treibhausgase durch eine tierproduktfreie Ernährung zu wirtschaftlichen Vorteilen in Höhe von bis zu 570 Milliarden Dollar führen kann.

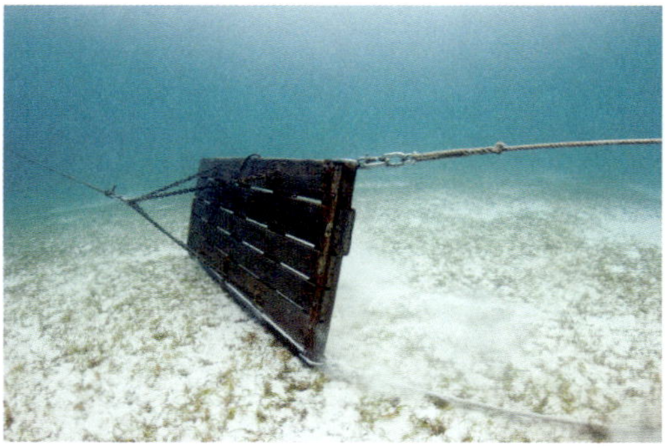

A

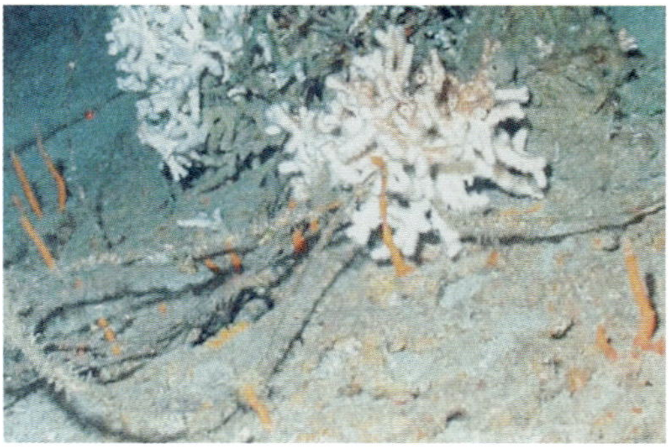

B

Das **Oxford Martin Programme on the Future of Food** verbindet Forschungen aus verschiedenen Bereichen, um ein gesundes, nachhaltiges Ernährungssystem weltweit zu schaffen.

Monokulturen entstehen, wenn gewaltige Landflächen mit einer einzigen Feldfrucht bebaut werden. Sie sind typisch für die industrielle Landwirtschaft.

Grundschleppnetze sind große, beschwerte Netze, die über den Meeresboden gezogen werden. Sie reißen alles mit sich, was in ihrem Weg liegt, darunter jede Menge Beifang, und schädigen den Meeresboden.

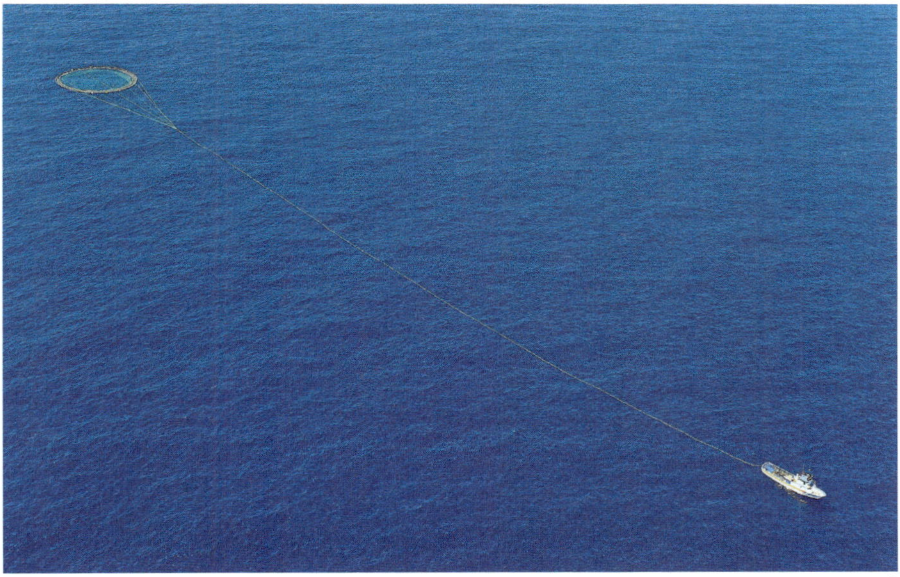

C

A/B Bei der Grundschleppnetzfischerei hält ein Brett das Netz offen und nah am Grund. Der Meeresboden wird abgeschabt, Korallen- und andere Habitate werden so auf einen Schlag zerstört.

C Greenpeace-Protest 2010 südlich von Malta im Mittelmeer: Ein Fischerboot zieht einen Käfig voller Netze hinter sich her. Greenpeace fordert seit Langem einen Stopp des Thunfischfangs und ein Handelsverbot, bis sich die Bestände erholt haben.

Die Ergebnisse lassen sich jedoch schwer vorhersagen, weil viel davon abhängt, wie eine tierproduktfreie Ernährung in den verschiedenen Weltregionen aussähe. Würde tierischer Dünger durch Pflanzendünger ersetzt oder durch Kunstdünger, bei dessen Herstellung Treibhausgase anfielen? Welche Veränderungen ergäben sich für den Handel?

Ein Teil der Flächen, auf denen derzeit in **Monokulturen** Getreide als Tierfutter wächst, könnten der Erzeugung menschlicher Nahrung dienen. So gäbe es ein breiteres Angebot bei weniger Landverbrauch. Dem Menschen würden dann, vorsichtig geschätzt, rund 23 % mehr Nahrungsmittel zur Verfügung stehen (Tierfleisch und andere Tierprodukte bereits herausgerechnet). Schwer zu bestimmen ist allerdings, welcher Anteil der Fläche sich für die Erzeugung anderer pflanzlicher Nahrung als Getreide eignet: Eine vegane Welt braucht eine Vielfalt pflanzlicher Nahrungsmittel.

Positiv wären die Auswirkungen einer Umstellung auf vegane Ernährung für die Ozeane. Überfischte Arten könnten sich regenerieren. Durch **Grundschleppnetze** beschädigte Lebensräume am Meeresboden könnten sich erholen.

Auch von einer Verringerung der Treibhausgase würden die Ozeane profitieren, die sich durch den Klimawandel erwärmen und immer saurer werden. Eine zumindest weniger starke globale Erwärmung wäre gut für die 70 % der Erdoberfläche, die von Ozeanen bedeckt sind.

A Ein dickes Fell und reichlich Fett machen es den Eisbären leicht, in der Arktis zu überleben, aber die Erderwärmung und das Abschmelzen der Polkappen schneiden sie von ihren Nahrungsquellen ab. Sie verlieren an Gewicht und das Überleben der Art ist gefährdet.

B Ein satirischer Angriff auf die Fastfood-Kette *Burger King* von Johnny Saraiva (2010). Die hohen Fett-, Cholesterin- und Natriummengen in vielen Burgern sind ein Risiko für die Gesundheit unserer Herzkranzgefäße.

Die Erwärmung der Meere hat Auswirkungen auf das Wetter. In den Subtropen regnet es weniger, und in vielen gemäßigten Regionen mittlerer Breite regnet es mehr. Das hat Auswirkungen auf das, was dort wächst. Und mit jedem Grad Temperaturanstieg nehmen schwere Stürme und Orkane um 25–30 % zu. Außerdem lässt das wärmere Meereswasser die Gletscher und Polkappen schmelzen, und der Meeresspiegel steigt. Laut einem UN-Report von 2018 bedeutet ein Anstieg der weltweiten Temperatur um ein Grad einen Anstieg des Meeresspiegels um 2,3 m. Damit versinken ganze Landstriche, die besonders tief liegen, im Meer, von Myanmar bis Florida, und die Winterstürme werden noch verheerender. Eine Umstellung auf vegane Ernährung im großen Stil könnte ganz offensichtlich alle diese Klimaprobleme, die mit der Erwärmung der Meere einhergehen, verlangsamen.

A

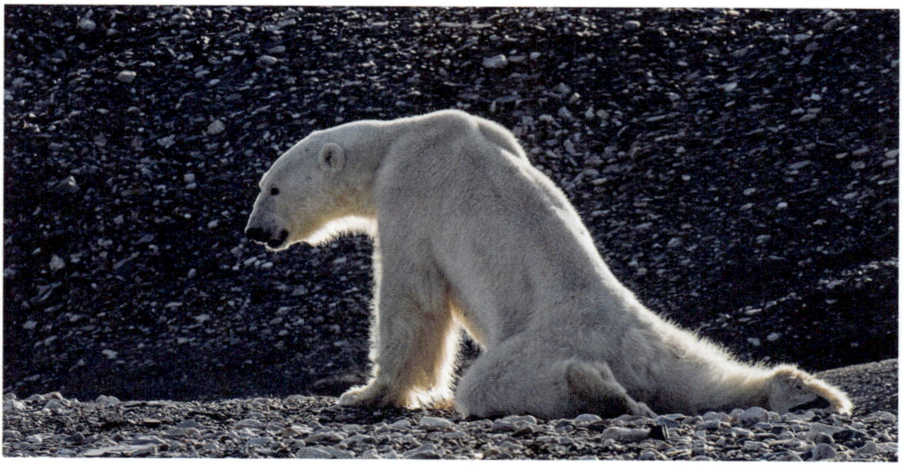

BIP oder Bruttoinlandsprodukt ist der Marktwert aller Waren und Dienstleistungen, die in einer bestimmten Zeit (meist ein Jahr) in einem Land produziert werden.

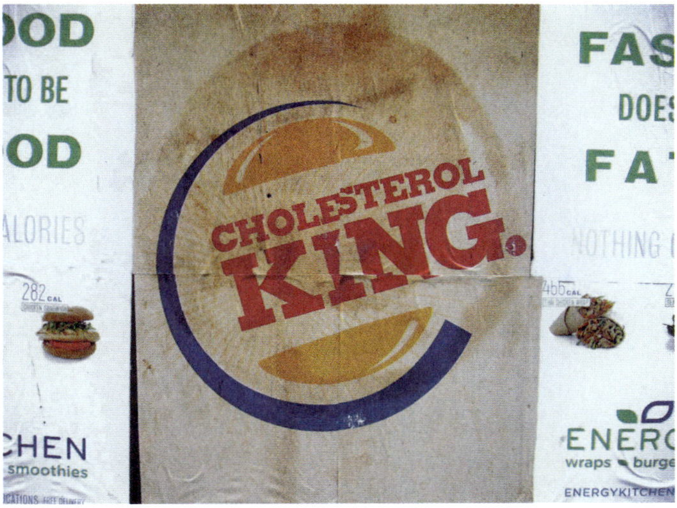

B

Für den Einzelnen wäre ein veganer Planet vermutlich ein gesünderer Ort zum Leben. Weniger Herzkrankheiten, weniger Diabetes Typ 2, möglicherweise weniger Krebs: In einer veganen Welt ist all das wahrscheinlich. Manche Forscher meinen, so ließen sich 8,1 Millionen Sterbefälle pro Jahr vermeiden.

Bedenken sollte man auch, wie sehr sich das Leben für diejenigen Menschen verbessert, die nicht länger an chronischen Erkrankungen leiden müssten. Eine Verringerung der sogenannten »Zivilisationskrankheiten« würde zudem das Gesundheitssystem entlasten und Kosten in Höhe von 700 Milliarden bis 1 Billion Dollar einsparen. Manche Schätzungen beziffern das geringere Sterberisiko auf 9–13 % des weltweiten **BIP**, das wären 20–30 Billionen Dollar.

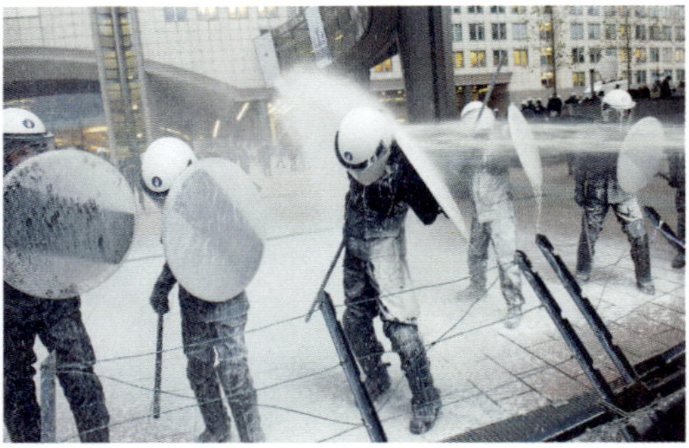

A

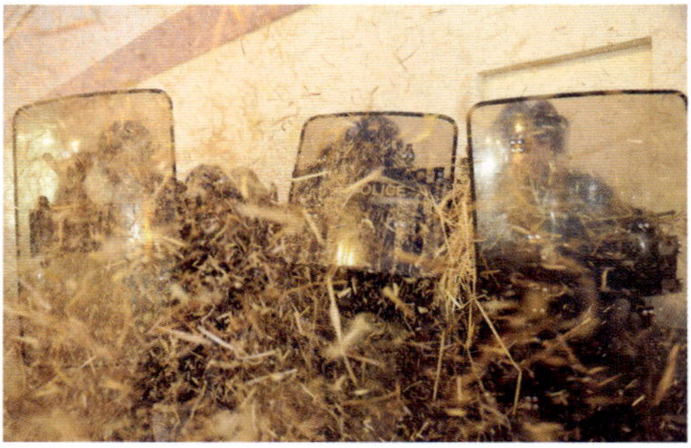

B

Taurin ist eine Aminosäure, die vor allen Dingen in Fleisch, aber auch in Seetang und Nährhefe enthalten ist. Sie ist wichtig für die Verdauung, besonders für den Fettstoffwechsel.

A Europäische Milchbauern besprühen Polizisten bei einer Demonstration vor dem Europäischen Parlament in Brüssel 2012 mit Milch. Sie protestieren gegen eine Senkung des Milchpreises, die ihrer Meinung nach das Überleben ihrer Branche gefährdet.
B Bei einer ähnlichen Demonstration 2016 – dieses Mal gegen Einschnitte bei den Fleisch- und Milchpreisen – blasen Bauern der Polizei vor einem Carrefour-Supermarkt in Le Mans (Frankreich) Stroh ins Gesicht.
C Verantwortliche des European Milk Board verteilen und verbrennen Milchpulver bei einem Treffen der EU-Agrarminister in Brüssel (Belgien) 2017. Sie protestieren gegen den Verkauf von Interventions-Milchpulver und fordern eine faire Milchpolitik.

Wir müssen allerdings eingestehen, dass wir von Tieren mehr haben als nur das Fleisch zum Essen. Nutztiere verwerten Produkte, die für Menschen nicht essbar sind, darunter Abfälle aus der Landwirtschaft wie Maisstängel, Nahrungsmittelreste wie Kartoffelschalen, Nebenprodukte der Faserherstellung und Abfälle aus Brennereien. Tiere können diese Abfallprodukte verdauen und sie in menschliche Nahrung verwandeln, in Tierfutter oder Industrieprodukte. Außerdem produzieren sie mit ihren Ausscheidungen 4,4 Millionen Tonnen Stickstoffdünger.

Das bringt uns zur Frage der Haustierhaltung. Passen Haustiere zu einem veganen Lebensstil, wenn sich der Veganismus gegen die Ausbeutung von Tieren richtet? Viele Veganer lieben jedoch Tiere (und leben gerade deshalb vegan), und sie halten auch Haustiere. Können diese Tiere vegan leben? Kann man Katzen und Hunde beispielsweise vegan ernähren? Bei Hunden ist das mit einer ausgewogenen Diät auf alle Fälle möglich, veganes Hundefutter gibt es bereits im Handel. Bei Katzen ist das schwieriger, weil sie kein Vitamin D_2 verarbeiten können, das in Pflanzen vorkommt, im Unterschied zu Vitamin D_3, das in tierischer Nahrung enthalten ist. Hunde können wie Menschen Vitamin D_2 teilweise verwerten. Anders als Menschen können allerdings weder Hunde noch Katzen Vitamin D aus Sonnenlicht selbst produzieren. Katzen brauchen außerdem mehr **Taurin**, sonst leiden sie an Herzproblemen oder Sehstörungen.

Was das Leben der Menschen angeht, würden auf einer veganen Erde Fischer, Käsehändler und Fleischproduzenten ihre Arbeit verlieren. Ganze Branchen brächen zusammen.

In Großbritannien arbeiten über 315 000 Menschen direkt in der Tierhaltung. In Frankreich macht die Tierhaltung die Hälfte der landwirtschaftlichen Einnahmen aus, die sich 2012 insgesamt auf mehr als 132 Milliarden Dollar beliefen. In Brasilien sind allein von der Rindfleischproduktion 360 000 Jobs unmittelbar abhängig; die Exporteinnahmen liegen bei 13,7 Milliarden Dollar.

c

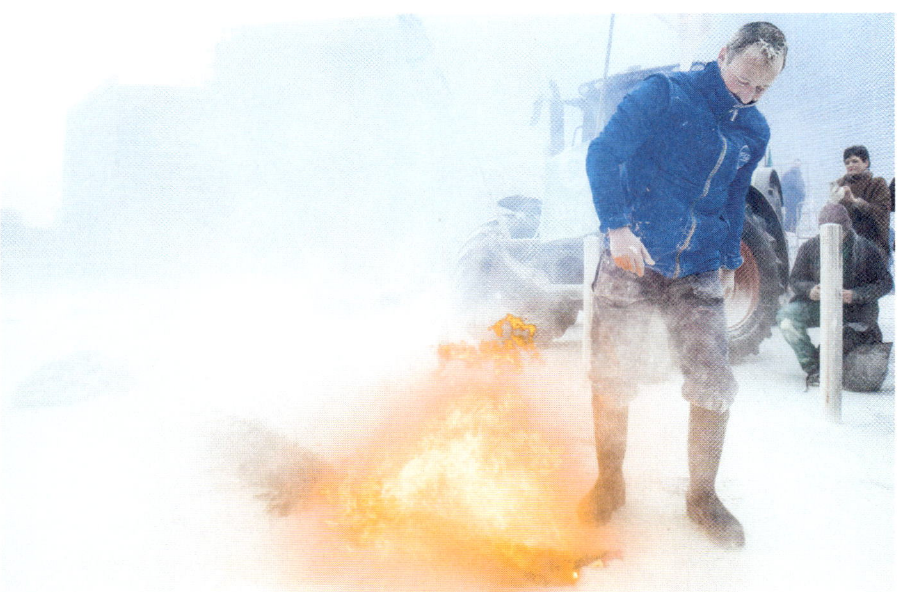

Für den Einzelnen ist es problemlos möglich, sich vegan und ausgewogen zu ernähren. Die vegane Ernährung auf die Weltbevölkerung auszudehnen wäre jedoch eine große Herausforderung.

Wenn Tiere Nahrungsmittel mit hoher Energiedichte, aber wenig Mikronährstoffen, wie Gras oder Getreide, in Muskelfleisch oder Milch umwandeln, nimmt die Dichte der Mikronährstoffe zu. Es ist ein Unterschied, ob ein kleiner Teil der Bevölkerung seine Mikronährstoffe anders zu sich nimmt, oder ob es gilt, alle Menschen auf der Welt zu versorgen. Dafür wären große Veränderungen nötig.

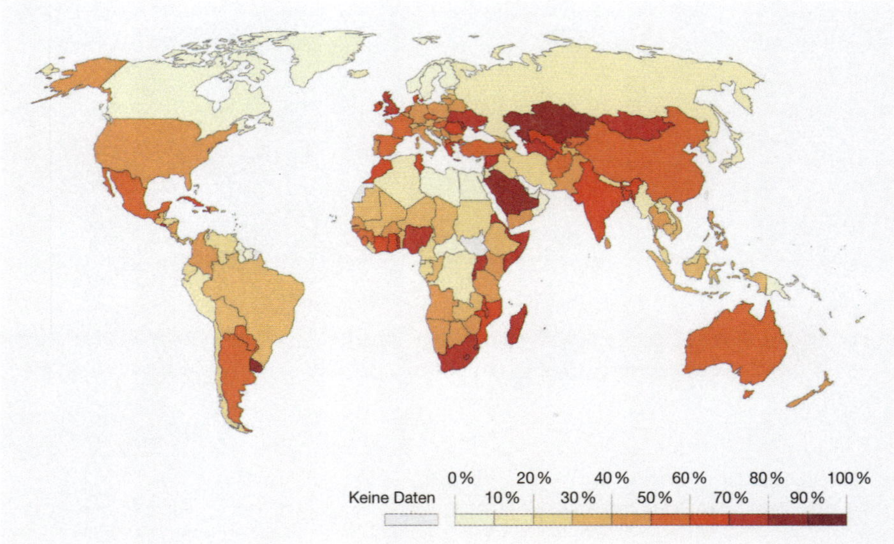

A

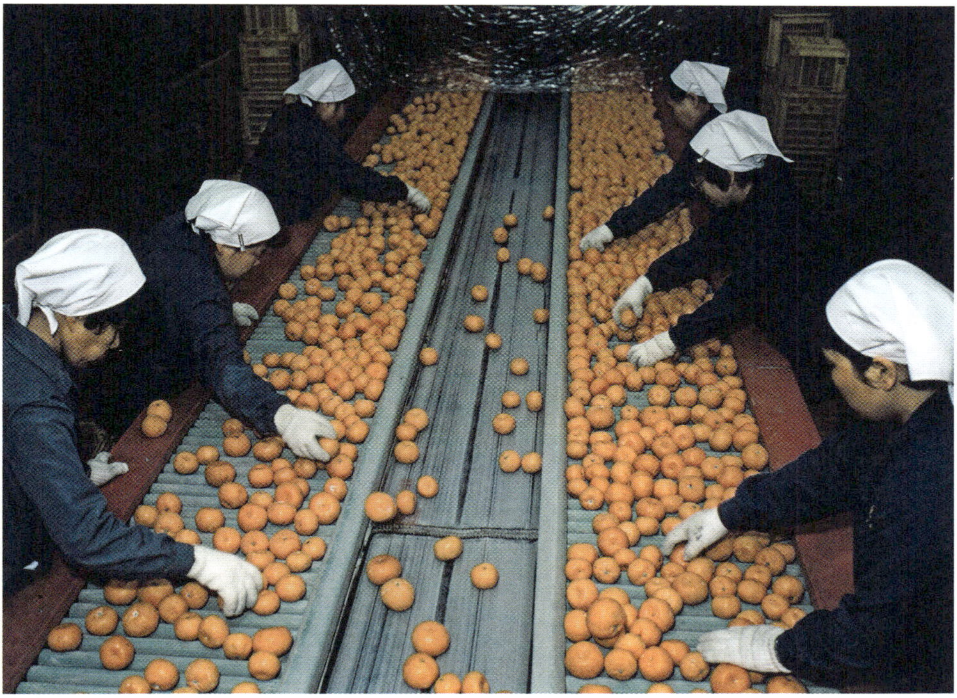

B

Wer sich heute tierproduktfrei ernährt, übliche Essgewohnheiten vorausgesetzt, dem mangelt es meist an den Vitaminen B_{12}, D, E und K, außerdem an Kalzium und essenziellen Fettsäuren. Wer heute im Rahmen unserer Ernährungsgewohnheiten Fleisch isst, dem mangelt es an Kalzium und den Vitaminen D, E und K. Es überrascht nicht, dass B_{12} und die essenziellen Fettsäuren das größte Problem darstellen: Sie sind in erster Linie in tierischen Produkten enthalten.

A Diese Karte zeigt den Anteil an Flächen, die dauerhaft landwirtschaftlich genutzt werden, sei es als Acker- oder Weideland, in verschiedenen Ländern weltweit.

B Es wird bereits viel Obst und Gemüse auf großen landwirtschaftlichen Flächen angebaut, ein komplett veganer Planet würde jedoch dramatische Veränderungen in der Nutzung der betreffenden Flächen mit sich bringen, um alle Menschen gesund ernähren zu können.

Das muss nicht zwangsläufig bedeuten, dass eine vegane Ernährung zu diesen Defiziten führt. Es heißt nur, dass im aktuellen System nicht genug Lebensmittel produziert werden, die diese Nährstoffe liefern. Landwirtschaftliche Flächen müssten anders genutzt werden, um die richtigen Nahrungsmittel in ausreichender Menge für große Bevölkerungsgruppen anzubauen. Im Übrigen entspricht auch heute die aktuelle Landnutzung vielerorts nicht den aktuellen Ernährungsrichtlinien. So werden in den USA und Großbritannien nicht genug Obst und Gemüse angebaut und angeboten, um jedem Einwohner fünf Portionen am Tag zu ermöglichen.

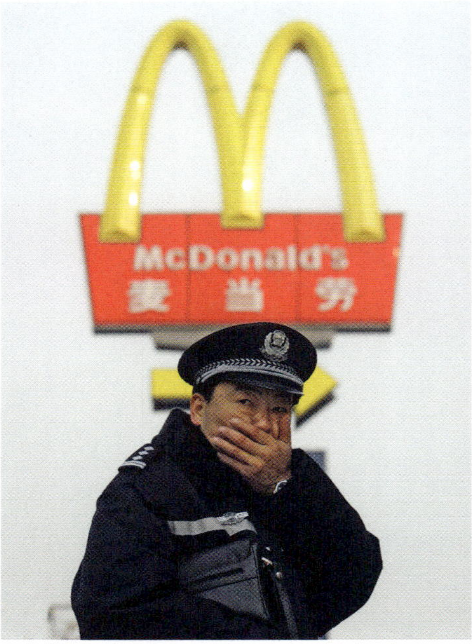

A

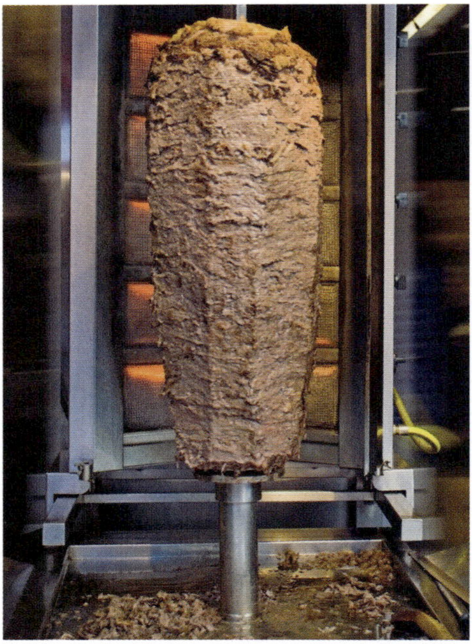

B

Die Kosten sind ein weiterer Faktor, der bei unserer Ernährung eine Rolle spielt. In vielen Ländern sind nährstoffreiche Nahrungsmittel teurer als nährstoffarme. 2008 kosteten beispielsweise 100 Kalorien Brokkoli in den USA 1,93 Dollar, 100 Kalorien Kartoffelchips, die deutlich weniger Nähr- und Ballaststoffe enthalten, jedoch nur 33 Cent. 100 Kalorien Vitamin-A-reiche Babykarotten waren für 2,50 Dollar zu haben, die gleiche Menge Bonbons für 39 Cent.

Schon Michael Pollan, Autor von *Das Omnivoren-Dilemma* (dt. 2011), weist darauf hin, dass Lebensmittel umso mehr Gewinn bringen, je mehr sie verarbeitet werden. Auch auf einem veganen Planeten gäbe es reichlich verarbeitete Nahrungsmittel und auch heute fehlen uns häufig essenzielle Nährstoffe. Eine vegane Welt würde die bestehende ökonomische Grenze zwischen nährstoffreichem und

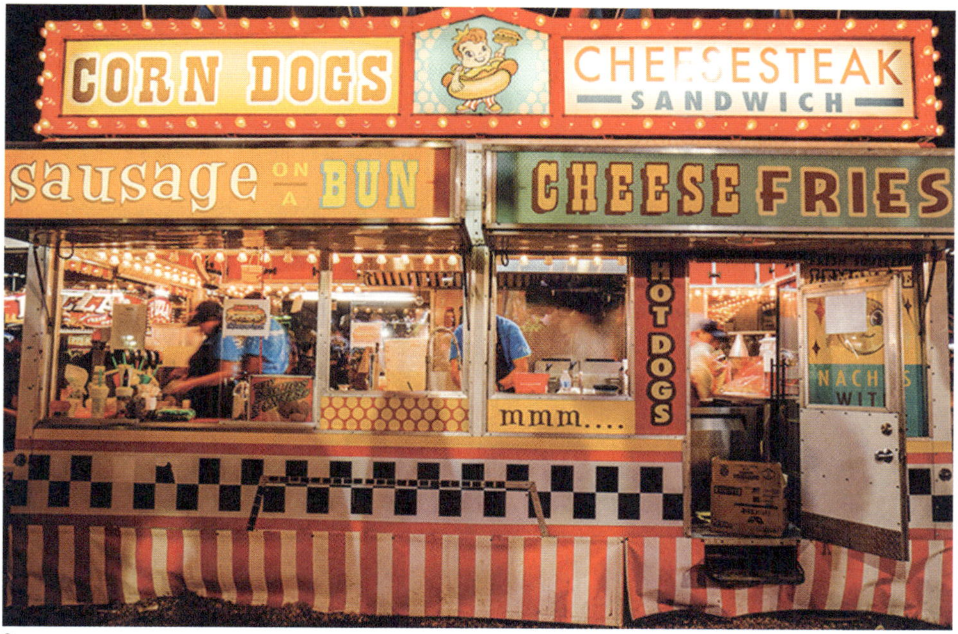

C

A Ein Polizist bei der Eröffnungszeremonie für einen neuen McDonald's in Peking 2007. Im Jahr 1990 eröffnete McDonald's sein erstes Restaurant in Festlandchina, 2017 gab es dort mehr als 2500 Restaurants; bis 2022 soll sich ihre Zahl fast verdoppeln.

B Ein türkischer Döner Kebab ist ein Beispiel für traditionelles Essen, das innerhalb und außerhalb seiner Herkunftskultur beliebt ist; solche Gerichte aufzugeben steht einer weltweit veganen Ernährung entgegen.

C Die Stände, an denen frittiertes Essen verkauft wird, sind zentraler Bestandteil des Utah State Fair. Viele Menschen lieben diese Gerichte, obwohl sie ungesund sind.

nährstoffarmem Essen nicht notwendig abschaffen. Und Veganer brauchen besonders nährstoffreiche Nahrung.

Der kulturelle Aspekt eines veganen Planeten lässt sich am wenigsten vorhersagen und ist vielleicht am interessantesten. Was wir essen, prägt nicht nur unsere Mahlzeiten, sondern auch unsere Sitten und Bräuche.

Den Weihnachtsbraten durch eine Pilzpfanne oder einen gefüllten Kürbis zu ersetzen wäre kein Problem, wenn es lediglich darum ginge, etwas Essbares anzubieten. Aber wie lange dauert es, bis eine solche Mahlzeit sich »wie Weihnachten« anfühlt? Wenn das Essen für mehr als den bloßen Feiertag steht und Teil der Überlieferung ist, beispielsweise die Lammkeule zum Passahfest oder der ganze Fisch zum Mond-Neujahr, sind manche Menschen für eine kreative Lösung nicht zu haben. Anthropologen weisen allerdings darauf hin, dass Sitten und Gebräuche einer Dynamik unterliegen: Was in der einen Generation noch Tradition ist, kann zwei Generationen später bereits überholt sein.

Die Zahl der erwachsenen Raucher lag in den USA von 1940 bis in die 1970er-Jahre relativ stabil bei 44 %. 2018 hatte sich der Anteil der Raucher auf 16 % verringert und Rauchen war zu einer kaum mehr tolerierten Unsitte geworden. Könnte es dem Fleischessen genauso ergehen? Und wollen wir das?

A Iñupiat-Jäger zerlegen einen Wal in Utqiaġvik, Alaska (ehemals Barrow). Das Fleisch eines einzigen Wals ernährt die Gemeinschaft den ganzen Winter hindurch. So bleibt eine Verbindung zur traditionellen Lebensweise erhalten.

B Walfang ist Gemeinschaftsarbeit – 150 Menschen sind drei Stunden mit dem Motorschlitten aus Utqiaġvik (Alaska) angereist, um einen Gröndlandwal (rechts) zu zerlegen.

Manche Kulturen ernähren sich aus klimatischen Gründen sehr fleischlastig. Wie sehen ein veganer **Inuit** oder ein veganer **Massai** aus? Wie kann man sich in Regionen mit kurzer Vegetationsperiode vegan ernähren? Was geschieht in Kulturen, wo Tierprodukte fester Bestandteil des Alltags sind?

A

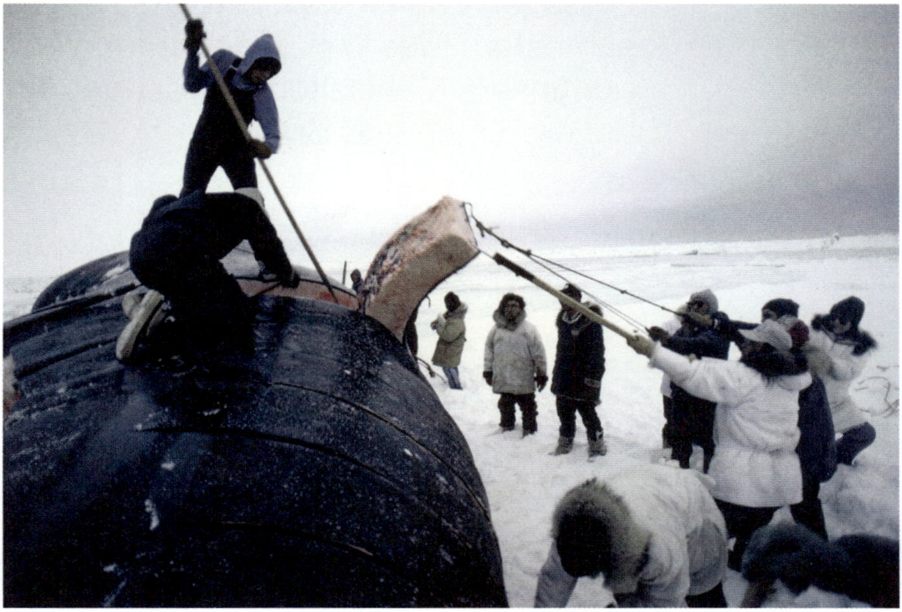

Die Ernährung der Inuit und **Yupik** enthält traditionell sehr viele Tierprodukte – von Robben, Walrossen, Walen, Eisbären, Karibus, Vögeln. Außerdem werden Eier und verschiedene Fischarten gegessen. Dazu kommen wilde Beeren, Wurzelknollen, essbare Gräser und Algen, wenn sie verfügbar sind, aber überwiegend wird die Nahrung dieser Gruppen gejagt und nicht gesammelt.

Andere Menschen, die in Gegenden leben, wo Ackerbau aus klimatischen Gründen nicht möglich ist, ernähren sich traditionell überwiegend von Fleisch, Milchprodukten und Eiern. Nicht alle betroffenen Gruppen leiden gesundheitlich unter dieser Form der Ernährung. Es existieren verschiedene Paradoxa, beispielsweise das Inuit-Paradoxon: Eine Ernährungsweise, die ungesund sein müsste, führt nicht zu den erwarteten Herzerkrankungen, zu Bluthochdruck oder Diabetes Typ 2. Im Fall der Inuit scheint der hohe Anteil an rohem oder gefrorenem Fleisch zusammen mit leicht fermentiertem Fleisch (das mehr Kohlenhydrate enthält) des Rätsels Lösung zu sein.

Inuit sind in der Arktis und den subarktischen Regionen Alaskas, Kanadas und Grönlands zu Hause.

Die **Massai**, das bedeutet »Menschen, die Maa sprechen«, sind eine Volksgruppe in Ostafrika.

Die **Yupik** sind in der Arktis und den subarktischen Regionen Alaskas und Ostrusslands zu Hause.

B

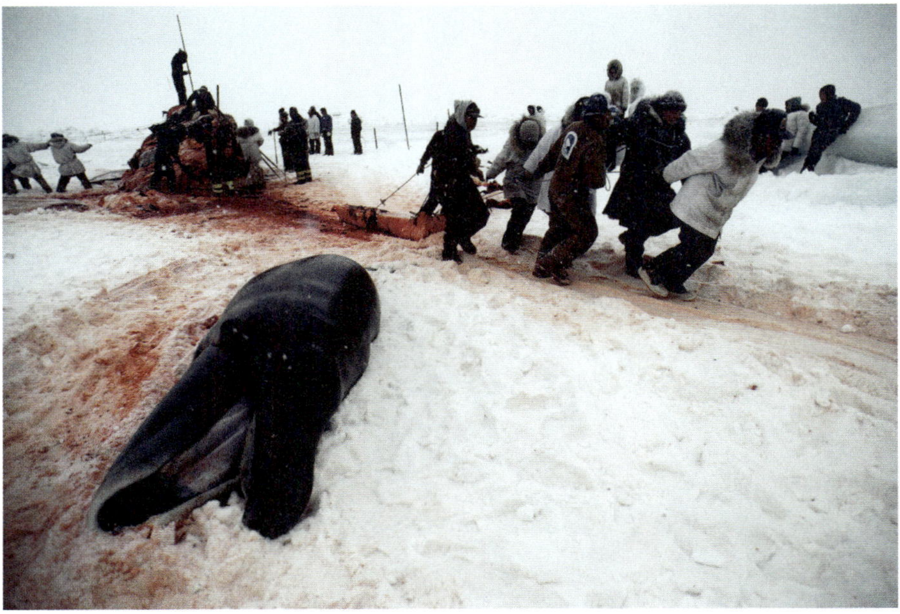

Die traditionelle Ernährung der Massai besteht aus der Milch, dem Blut und dem (oftmals rohen) Fleisch der Rinder, die sie halten. Manche Massai essen weder Obst noch Gemüse; andere nehmen kleine Mengen zu sich. Ihre Gesundheit scheint das nicht zu beeinträchtigen. Hohe körperliche Aktivität entlastet vermutlich wie bei Inuit und Yupik das Herz-Kreislauf-System.

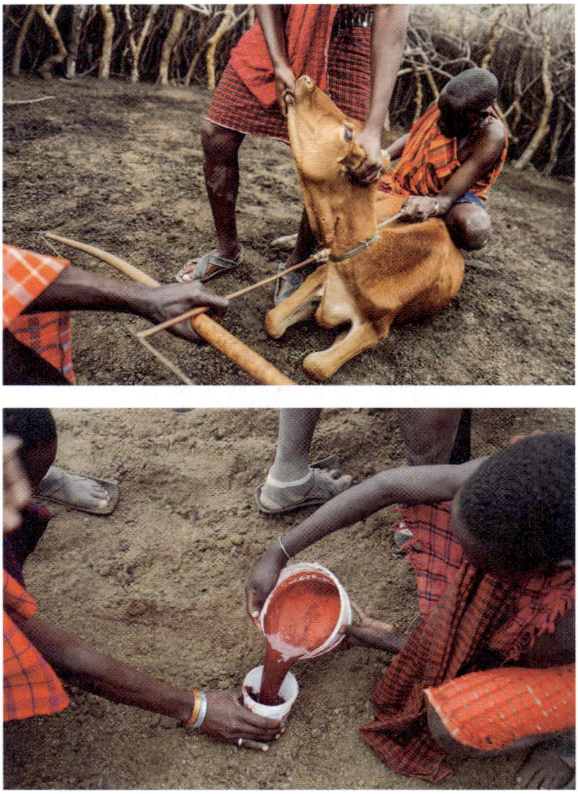

A

A Massai-Krieger schlachten eine Kuh und fangen ihr Blut auf, um ein traditionelles, sehr nahrhaftes Getränk aus Blut und Milch herzustellen. Die Viehzucht und eine stark proteinhaltige Ernährung sind so sehr Teil der Massai-Kultur, dass eine vegane Lebensweise ihre Identität zerstören würde.

B *Katz's Delicatessen* an der Houston Street in New York (hier ein Foto von Thomas Hoepker, 1986) ist berühmt für traditionsreiche jüdische Kost, darunter Pastrami, Corned Beef und Räucherlachs – außerdem Hot Dogs aus Rindfleisch, Latkes mit Quark und Matzeknödel in Hühnerbrühe.

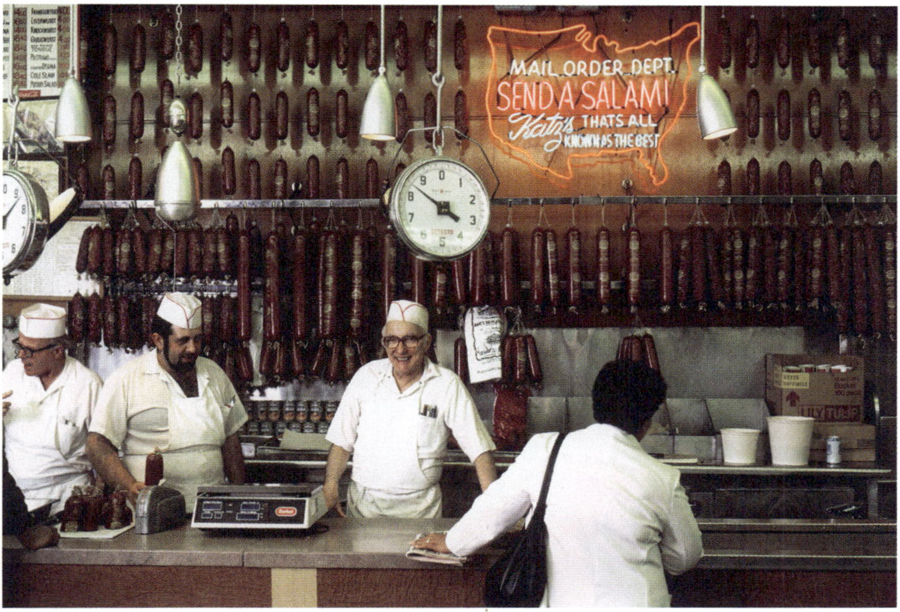

B

Jedenfalls gibt es Kulturen, in denen sich einfach alles darum dreht, Tiere zu jagen und zu essen. Was geschieht – in ökonomischer und kultureller Hinsicht – wenn andere Nahrungsmittel importiert werden müssen, wenn es überlieferte Bräuche nicht mehr gibt? Oder lässt sich eine Jahrhunderte oder Jahrtausende alte Identität angesichts einer so fundamentalen Veränderung bewahren?

Alles in allem hat ein veganer Planet sehr viel zu bieten.

Er wäre mit Sicherheit grüner, nachhaltiger und gesünder für die meisten Menschen. Aber vielleicht wäre er auch eintöniger. Unsere Gesundheit ist wichtig, ja, aber welche Auswirkungen hätte der Veganismus in sozialer und psychologischer Hinsicht? Wie wirklich menschlich wäre ein solcher veganer Planet?

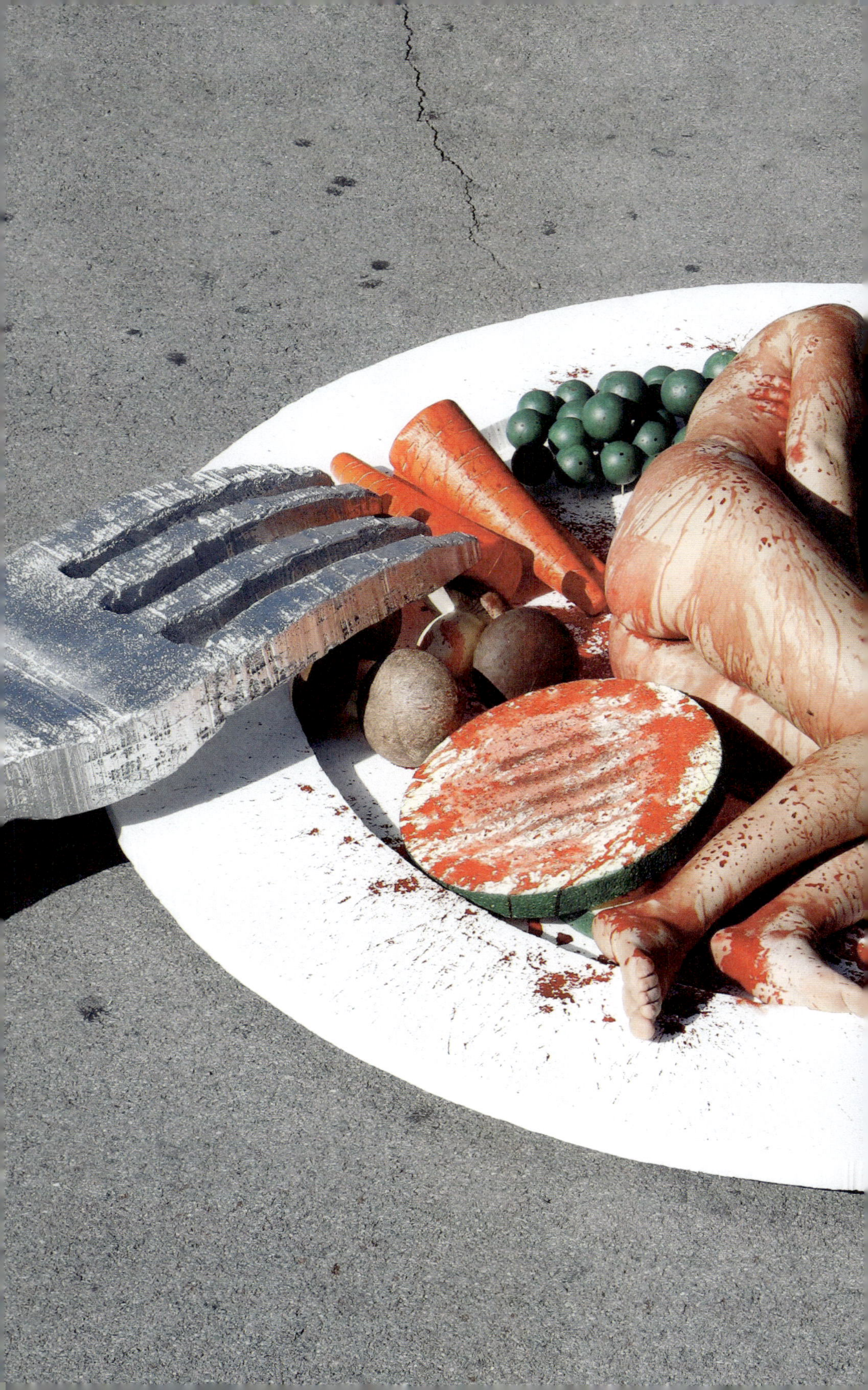

Schlussfolgerungen

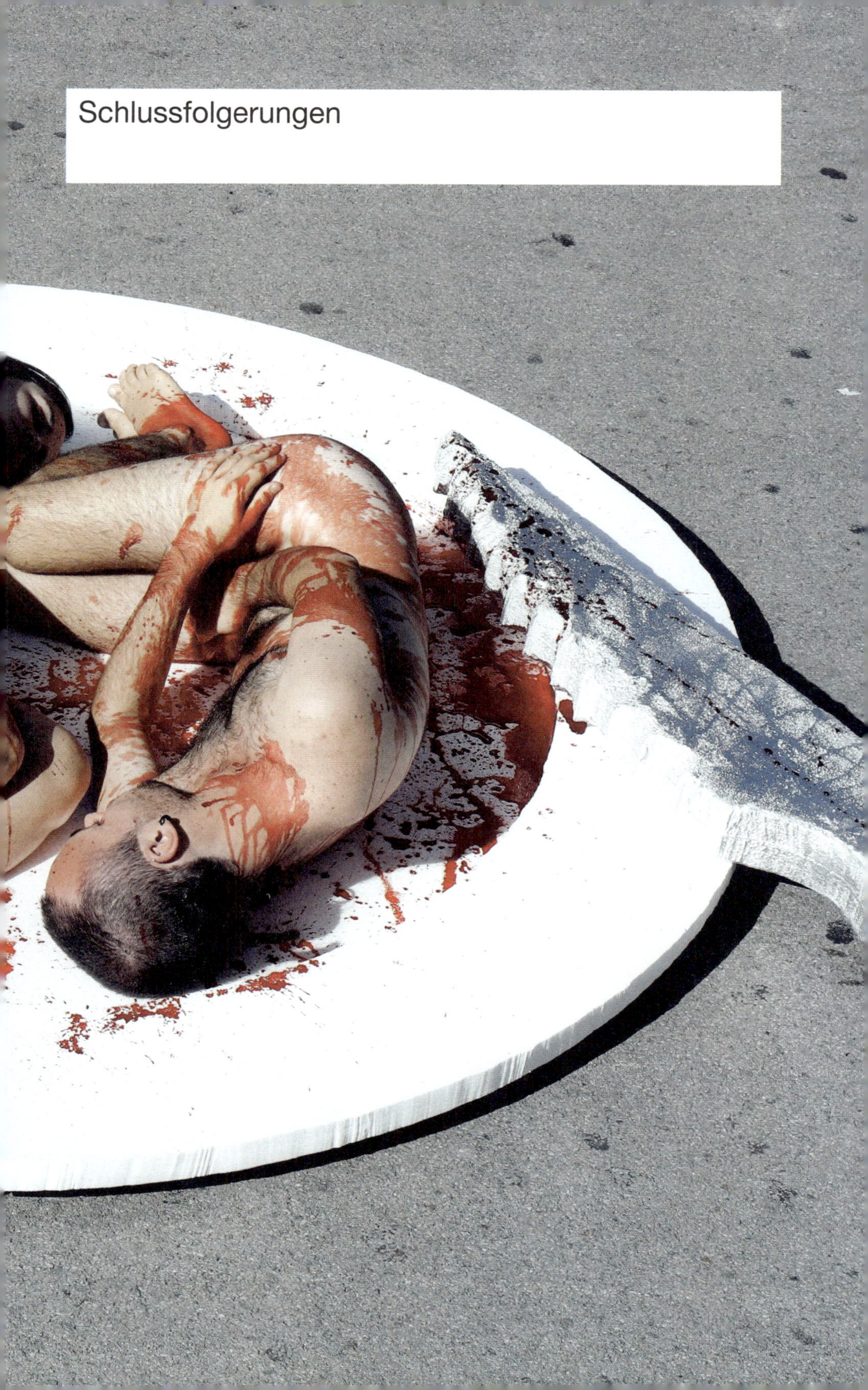

Sollten wir also alle vegan leben? Es scheint, als wäre die Antwort ein klares »Ja«.

Im Hinblick auf unsere Gesundheit, den Tier- und Umweltschutz sowie eine nachhaltige Nahrungsmittelversorgung löst eine pflanzenzentrierte Ernährung mehrere Probleme auf einmal.

A Vegetarische Restaurants wie das *The Butcher's Daughter* in New York und Los Angeles machen ihren Gästen zahlreiche pflanzenbasierte Angebote aus dem »Gemüseschlachthaus«, wo sie »frische Produkte hacken, filetieren und aufschneiden«.

B *By Chloe* mit Ablegern in New York, Boston, Los Angeles und London bietet seinen Gästen vegane Varianten amerikanischer Lieblingsgerichte wie Burger und Pommes Frites an. Dazu gibt es vegane Shakes und Drinks.

Dennoch erscheint es unwahrscheinlich, dass die globale Hinwendung zu einem veganen Lebensstil unmittelbar bevorsteht – weil Fleisch in vielen Kulturen dazugehört, weil Tiere vieles verwerten können, was für die menschliche Ernährung nicht geeignet ist, und weil sie Land nutzen, das ansonsten unproduktiv wäre. Und weil viele Menschen einfach gern Fleisch essen.

A

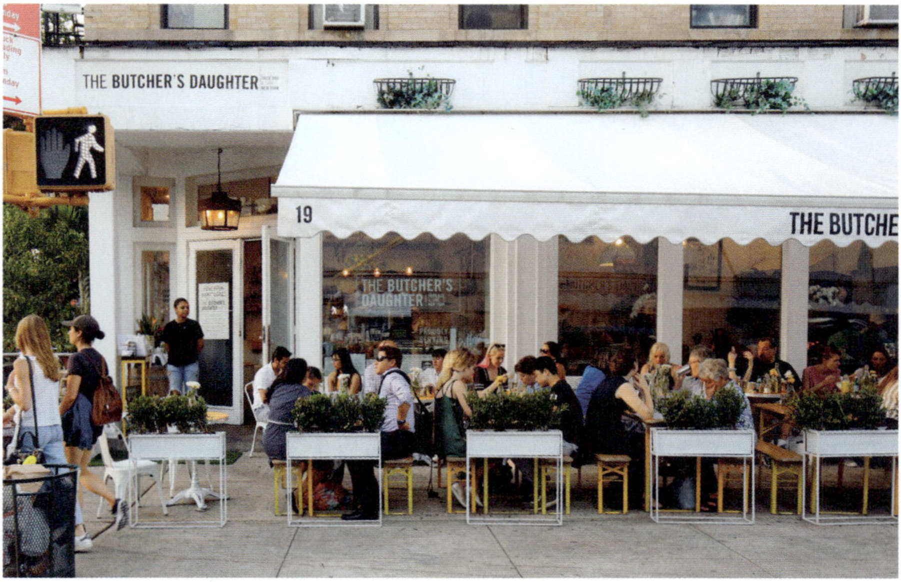

Eine **pflanzenzentrierte** Ernährung widerspricht traditionellen westlichen Ernährungsgewohnheiten, bei denen das Fleisch im Mittelpunkt steht. Stattdessen rücken Getreide, Hülsenfrüchte und Gemüse in den Fokus; tierische Produkte würden allenfalls als Ergänzung dienen.

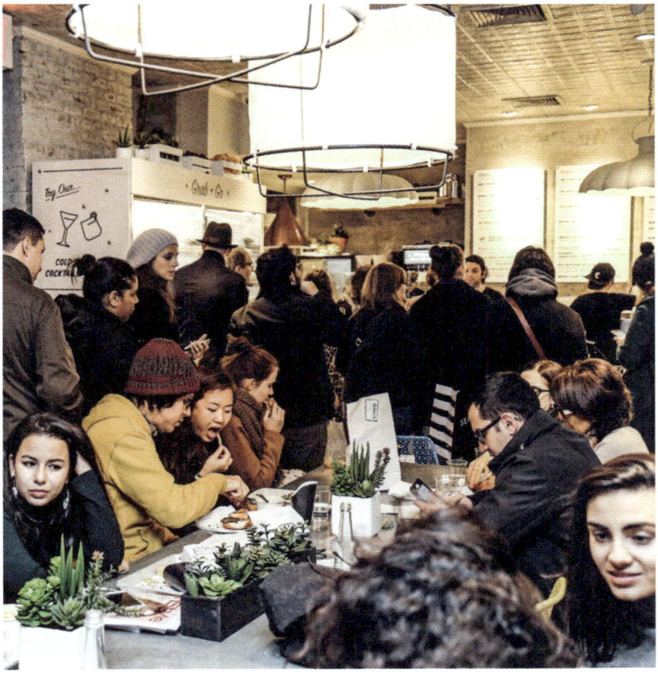

B

Aber eine so große Veränderung – ein komplett veganer Planet – ist nicht nötig, um die Vorteile einer pflanzenbasierten Ernährung zu genießen. Wir können das Ernährungssystem schon durch schrittweise Veränderungen positiv beeinflussen.

Wenn weniger Menschen tierische Produkte essen würden, sei es rund um die Uhr oder an einem Tag oder mehr in der Woche, wäre die Veränderung bereits erheblich. Weniger Tiere in den Ställen könnten nach besten Standards gehalten werden, nachhaltig und biologisch, unter natürlichen Bedingungen, ohne dass die Umwelt Schaden nehmen würde. Das Fleisch wäre nährstoffreicher, weil die Tiere besser ernährt würden und weil sie sich mehr bewegen könnten, ihre Fäkalien wären ein guter Dünger für die Pflanzen, die den Hauptanteil unserer Nahrung bilden würden.

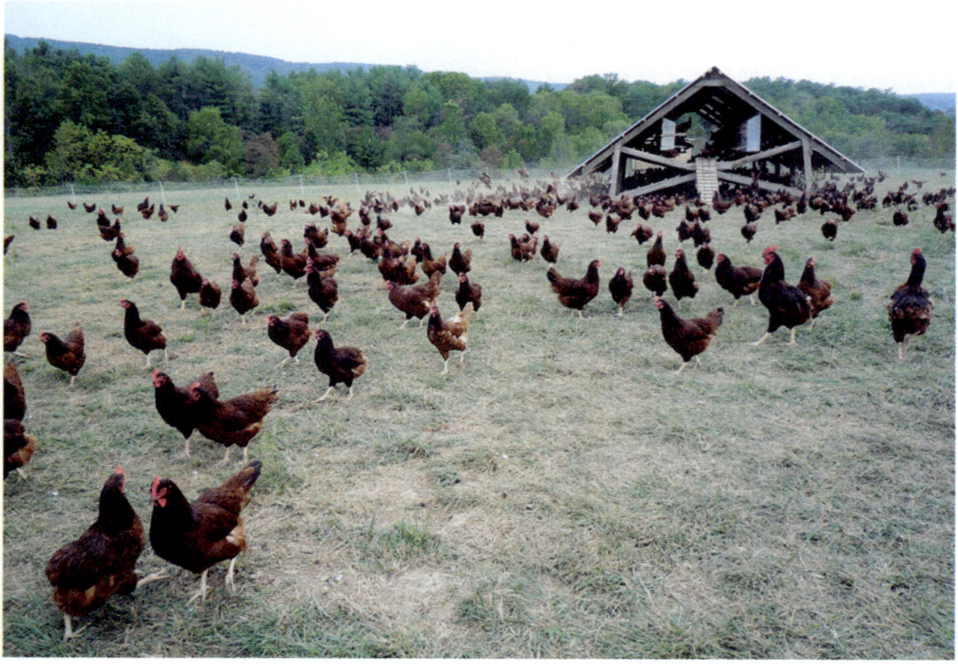

A

Hühner, egal ob als Fleisch- oder Eierlieferanten, könnten auf grünen Wiesen gehalten werden. Sie würden einen Teil ihrer Zeit draußen verbringen, mit Scharren und Picken. Ihre Eier wären reich an Vitaminen und Mineralstoffen, die Dotter wären leuchtend gelb – Ergebnis einer abwechslungsreichen, natürlichen Ernährung. Auch ihr Fleisch wäre hochwertiger. Sogar die Schweine könnten wieder draußen wohnen, ihre Ferkel im Grünen aufziehen und sich im Schlamm wälzen. Sie würden abwechslungsreiches, nährstoffreiches Futter bekommen, ihr Fleisch wäre geschmacksintensiv und frei von Antibiotika.

A Die Hühner auf der Polyface Farm in Swoope (Virginia) leben tagsüber draußen und übernachten auf Sitzstangen in sicheren Hühnerhäusern. Sie leben so, wie es ihrer Natur entspricht: Sie scharren und picken nach allem Möglichen, und die Hackordnung funktioniert.

B Das Schulessen in Großbritannien und den USA hat sich deutlich verbessert: Schüler bekommen mehr frisches Obst und Gemüse auf den Teller und weniger industriell verarbeitete Lebensmittel.

Rinder könnten wieder komplett von Gras leben, ohne Getreide oder Aufenthalt im Feedlot. Weideflächen könnten sinnvoll genutzt und regeneriert werden, um den Boden zu erhalten und nicht zu zerstören. Das Fleisch würde mehr natürliche Fettsäuren enthalten, als Ausgleich für das viele Cholesterin und die gesättigten Fette. Es wäre eine gute Quelle für Proteine, Eisen und Vitamin B_{12}. Rindfleisch wäre damit wieder etwas, das man zu besonderen Gelegenheiten isst.

Eine Ernährung mit mehr Pflanzen und weniger Fleisch würde die allgemeine Gesundheit verbessern, selbst wenn nicht alle zu strengen Veganern werden. Man kann von den Vorteilen einer solchen Ernährungsweise profitieren, ohne gleich auf alle tierischen Produkte zu verzichten. Studien zufolge würde sich die Sterberate schon allein durch den Verzicht auf rotes Fleisch um 10–15 % verringern.

Solche Veränderungen hätten Auswirkungen auf die Umwelt. 2019 propagierte eine Studie in *The Lancet* eine »planetary health diet«, einen Ansatz zur Vermeidung von ernährungsbedingten Krankheiten – und zur Verringerung von Umweltschäden. Bei dieser Ernährung ist der Anteil an rotem Fleisch, Zucker und Fertiggerichten gering und der Anteil an Vollkornprodukten, Obst, Gemüse, Nüssen und Hülsenfrüchten hoch. Milchprodukte, Eier, Hühnerfleisch und Meeresfrüchte gehören dazu, trotzdem werden Vorteile für Gesundheit und Umwelt erreicht, wie sie der Veganismus verspricht – ohne das Prinzip »ganz oder gar nicht«.

Die »Montage ohne Fleisch« sind ein gutes Beispiel für einen Schritt in die richtige Richtung. Die Idee stammt aus den USA, wo 2003 eine Werbeaktion mit der Johns Hopkins Bloomberg School of Public Health die Menschen aufforderte, mindestens einen Tag pro Woche auf Fleisch zu verzichten. Ähnliche Bemühungen, den Fleischkonsum zu verringern, gibt es heute weltweit – zum Wohl von Umwelt und Gesundheit.

B

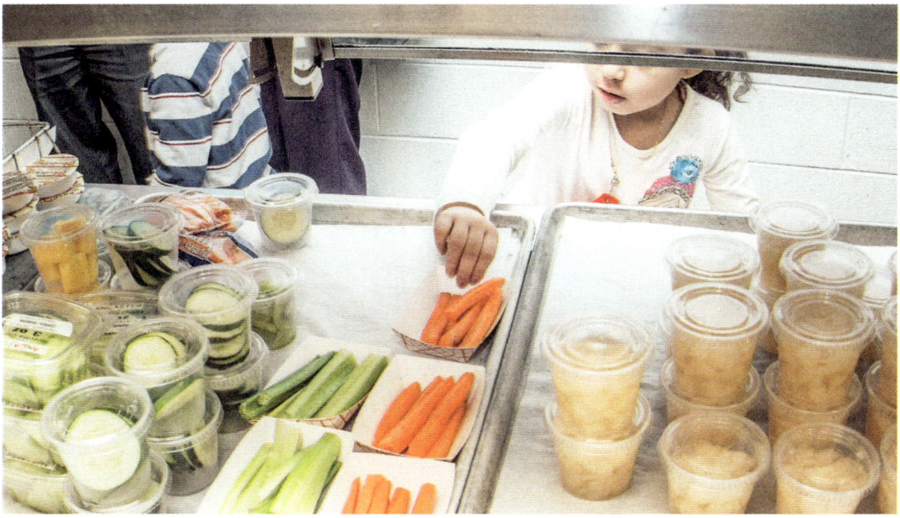

Viele aktuelle Ernährungstrends setzen auf sogenannte **Schummeltage**. Fünf oder sechs Tage muss man sich an strenge Regeln halten, die dann für einen oder zwei Tage gelockert werden. So könnte man es auch mit dem Veganismus halten und sich die Herzogin von Sussex zum Vorbild nehmen, die sich während der Woche vegan ernährt und am Wochenende etwas flexibler ist, mit dem, was sie sich gönnt. In ähnlicher Weise beschreibt Mark Bittman in seinem Buch *VB6: Eat Vegan Before 6:00* (2013), wie man es anstellt, zwei von drei Mahlzeiten pro Tag von Tierprodukten zu befreien.

A Beyoncés Sweatshirt in dem Video zum Song *7/11* von 2014 verweist auf das »Grünkohlfieber« – als das Gemüse plötzlich auch in Shakes und Smoothies Furore machte.

B Der »Flexitarier-Burger« von *Byron Hamburger's* besteht zu 70 % aus Fleisch und zu 30 % aus Pilzen – ein Angebot an diejenigen, die weniger Fleisch essen wollen.

C Die große Begeisterung für die vegane Wurstsemmel von *Greggs* (2019) hat gezeigt, dass es eine große Nachfrage nach veganen Alternativen gibt.

A

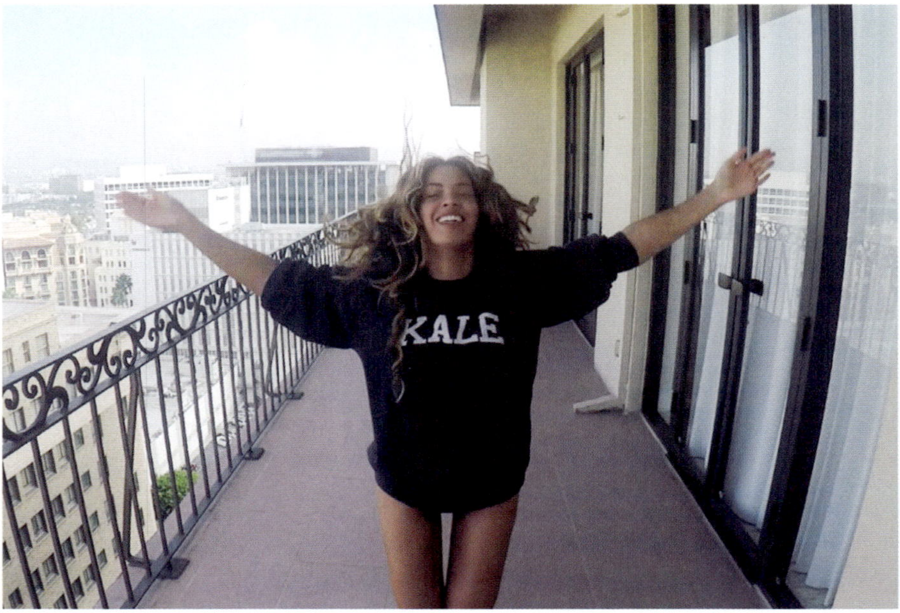

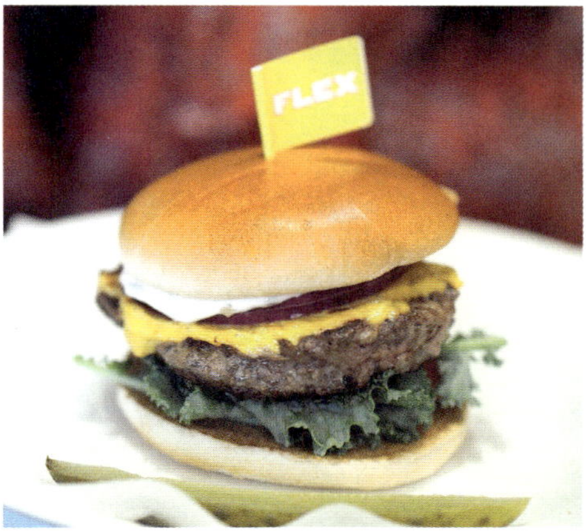

B

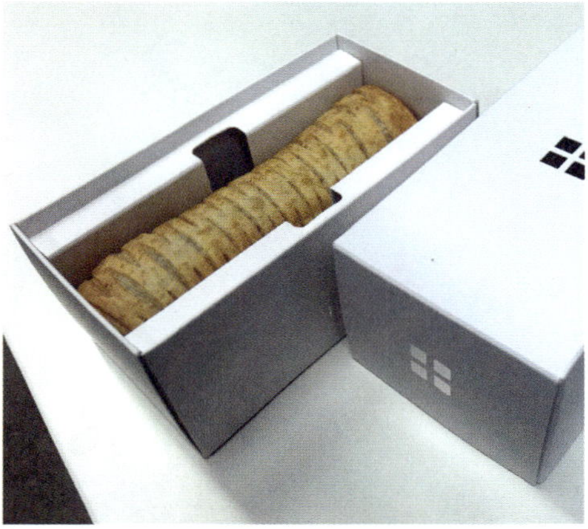
C

Beyoncé gibt zu, dass sie sich nicht immer vegan ernährt. Auf ihren Tourneen lebt sie vegan. Und gemeinsam mit ihrem Ehemann Jay-Z wirbt sie für ein 22-tägiges veganes Ernährungsprogramm. Diese veganen Phasen, sagt sie, helfen ihr, bessere Entscheidungen zu treffen. Natürlich ist es für viele Menschen schwierig, komplett auf Fleisch zu verzichten – und erst recht auf alle Tierprodukte. Der britische Schauspieler Russell Brand ist ebenso Veganer wie die Tennisspielerin Venus Williams. Beide sagen, dass es ihnen manchmal schwerfällt, aber sie halten sich daran, so gut sie können.

Schummeltage sind festgelegte Tage, an denen die Leute »schummeln«, also von Grundsätzen abweichen dürfen. Populär wurde die Idee durch das Buch *Der 4-Stunden-Körper* von Tim Ferriss (2010). Ähnlich funktioniert auch das Intervallfasten, etwa bei der 5:2-Diät.

Selbst **Albert Einstein**, der die Vorzüge einer fleischlosen Ernährung pries, hat sich nicht immer daran gehalten. In einem Brief vom 27. Dezember 1930 gibt er zu, sich nicht streng vegetarisch zu ernähren, da er von äußeren Ursachen davon abgehalten werde. Er stimmt den Zielen des Vegetarismus aber aus ästhetischen und moralischen Gründen zu und ist der Meinung, dass eine vegetarische Lebensweise für die Menschen sehr positive Konsequenzen hätte.

Albert Einstein (1879–1955) war ein theoretischer Physiker. Er hat die Relativitätstheorie entwickelt. Sie ist grundlegend für die moderne Physik.

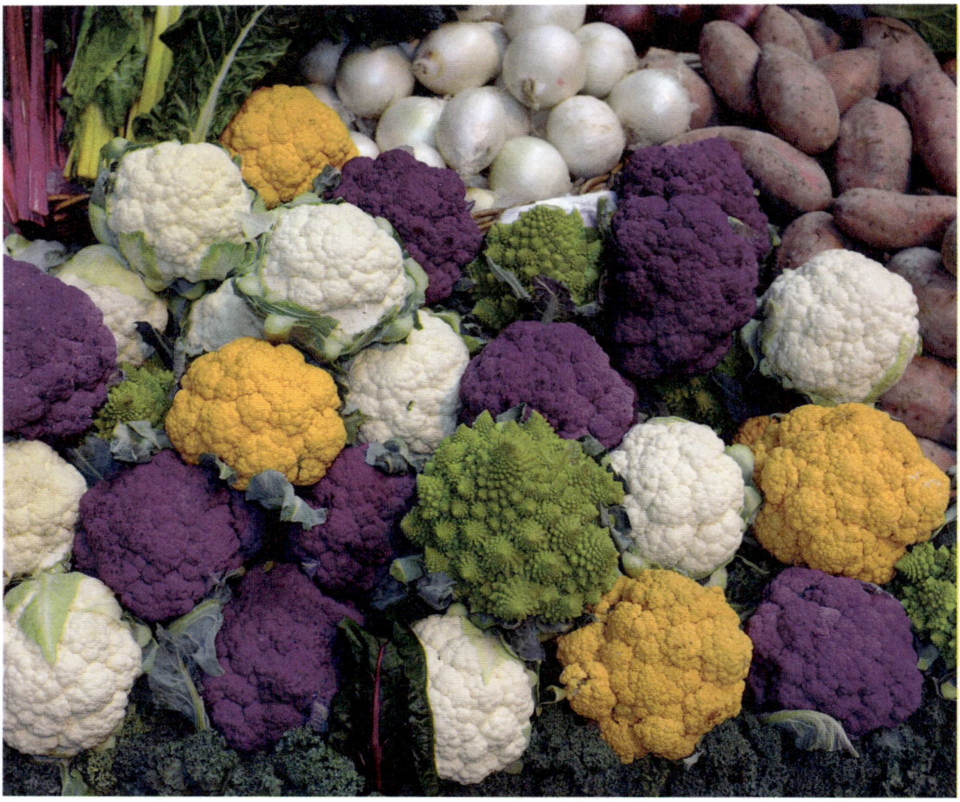
A

Für unseren Körper mag der Veganismus die beste Wahl sein, aber Menschen sind nicht nur physische Wesen – wir haben auch soziale, kulturelle, psychologische und kulinarische Bedürfnisse. »Sage mir, was du isst«, schrieb der Gastrosoph Jean Anthelme Brillat-Savarin in seiner *Physiologie des Geschmacks* (1826), »und ich sage dir, was du bist.«

Aus diesem Grund überfordert der Veganismus möglicherweise viele, trotz seiner zahlreichen Vorteile. Es spricht aber nichts dagegen, trotzdem von diesen Vorteilen zu profitieren. Die Frage ist keineswegs »ganz oder gar nicht«.

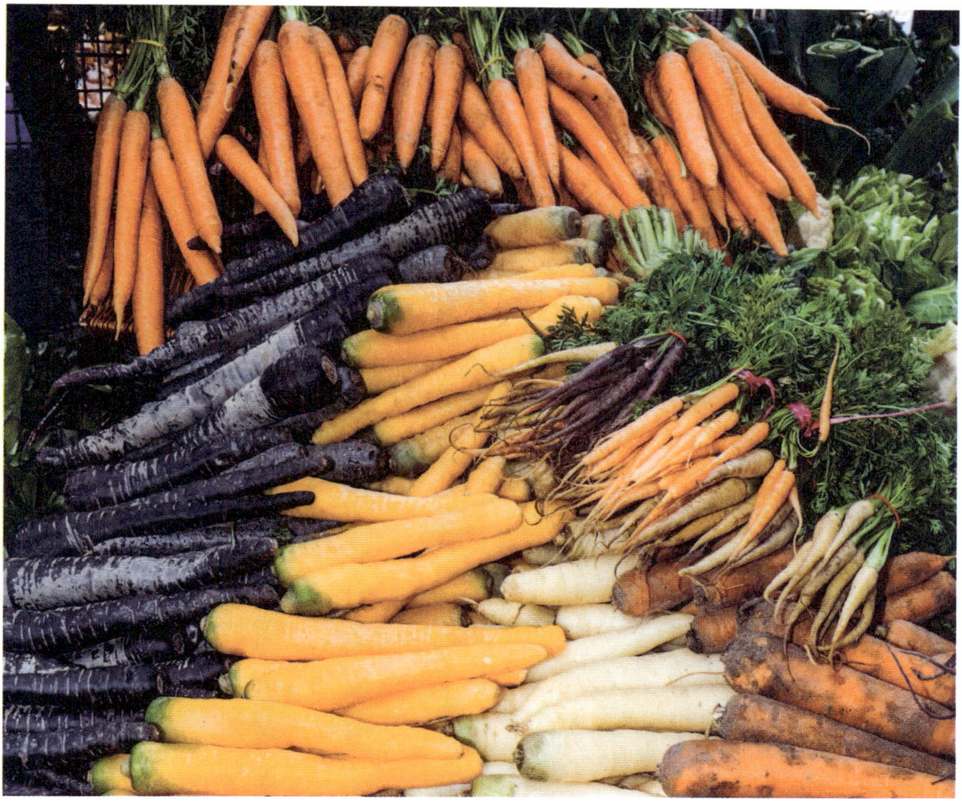

B

A/B Dem US-Landwirtschaftsministerium zufolge hat sich die Anzahl der Bauernmärkte in den USA zwischen 2006 und 2016 verdoppelt. Die bunten Märkte sind Werbebotschaften für eine bessere Ernährung. Allein die Vielfalt an Farben und Gerüchen, dazu die Möglichkeit, sich mit den Menschen zu unterhalten, die hier Lebensmittel anbieten, verleitet dazu, mehr frische Erzeugnisse zu kaufen und zu kochen – und sich gesünder zu ernähren.

Wenn sich alle Menschen weltweit vegan ernähren würden, könnten bis 2050 etwa 8,1 Millionen Todesfälle vermieden werden, wenn sich alle vegetarisch ernährten 7,3 Millionen und durch eine Ernährung mit weniger Fleisch 5,1 Millionen. Die vegane Ernährung würde die Treibhausgasemissionen um 70 % verringern, die vegetarische brächte eine Verringerung um 63 % und der Verzehr von weniger Fleisch 29 %. Ja, der Veganismus steht eindeutig an der Spitze, aber andere Optionen machen bereits einen deutlichen Unterschied.

Das Bessere sollte nicht der Feind des Guten sein. Jeder Schritt hin zu einer gesunden und nachhaltigen Ernährung mit weniger Umweltschäden ist ein Schritt in die richtige Richtung.

Weiterführende Literatur

Adams, C. J., *Zum Verzehr bestimmt. Eine feministisch-vegetarische Theorie* (Wien/Mülheim an der Ruhr: Guthmann-Peterson, 2002)

The Animals Film, Regie M. Alaux und V. Schonfeld, Beyond the Frame Ltd, 1981

Campbell, T. C., und Campbell, T. M., *China Study: Pflanzenbasierte Ernährung und ihre wissenschaftliche Begründung* (Bad Kötzting: Verlag Systemische Medizin, 2018)

Clarke, E., *The Little Book of Veganism* (Chichester: Summersdale, 2015)

Davis, A., *Jeder kann gesund sein. Fit und vital durch richtige Ernährung* (Bonn-Röttgen: Hörnemann, 1974)

Davis, B., und Melina, V., *Becoming Vegan: The Complete Reference to Plant Nutrition* (Summertown: Book Pub Co, 2014)

Davis, G., *Wie unsere Fleischsucht uns umbringt und was wir dagegen tun können* (Kandern: Unimedica, 2016)

Dawn, K., *Thanking the Monkey: Rethinking the Way We Treat Animals* (New York: William Murrow, 2014)

Estabrook, B., *Pig Tales: An Omnivore's Quest for Sustainable Meat* (New York: W.W. Norton & Co, 2015)

Faruqi, S., *Project Animal Farm: An Accidental Journey into the Secret World of Farming and the Truth About our Food* (New York: Pegasus Books, 2016)

Foer, J. S., *Tiere essen* (Frankfurt: Fischer Taschenbuch, 2013)

Food Inc., Regie R. Kenner, Magnolia Pictures, 2008

Gabel statt Skalpell – Gesünder leben ohne Fleisch, Regie L. Fulkerson, Monica Beach Media, 2011

Gandhi, M., *India of my Dreams* (Ahmedabad: Navajivan Publishing House, 1947)

Genoways, T., *The Chain: Farm, Factory, and the Fate of Our Food* (New York: HaperCollins, 2015)

Gregory, J., *Of Victorians and Vegetarians: The Vegetarian Movement in Nineteenth-Century Britain* (London: Tauris Academic Studies, 2006)

Hamilton, L., »The Quinoa Quarrel«, *Harper's Magazine,* Mai 2014

Eine unbequeme Wahrheit, Regie D. Guggenheim, Lawrence Bender Productions, 2006

Joy, M., *Warum wir Hunde lieben, Schweine essen und Kühe anziehen: Karnismus – eine Einführung* (Münster: Compassion Media 2013)

Kirby, D., *Animal Factory: The Looming Threat of Industrial Pig, Dairy, and Poultry Farms to Humans and the Environment* (New York: St. Martin's Griffin, 2011)

Lappé, F. M., *Die Öko-Diät: Wie man mit wenig Fleisch gut isst und die Natur schont* (Frankfurt: Fischer Taschenbuch 1988)

Lappé, F. M., und Lappé, A., *Hoffnungsträger: Ein internationaler Reiseführer zu* *grünen Initiativen* (München: Riemann, 2001)

Lindstrom, E. C., *The Skeptical Vegan: My Journey from Notorious Meat Eater to Tofu-Munching Vegan – A Survival Guide* (New York: Skyhorse Press, 2017)

Marcus, E., *Vegan: The New Ethics of Eating* (Ithaca: McBooks Press, 2000)

McWilliams, J., *The Modern Savage: Our Unthinking Decision to Eat Animals* (New York: Thomas Dunne Books, 2015)

Moby, *Animal Rights* (Mute Records Ltd./Electra Records, 1996)

Ofei, M., und Ofei, M., *The Minimalist Vegan: A Simple Manifesto on Why to Live With Less Stuff and More Compassion* (Edenvale: The Minimalist Co Pty, 2017)

Pollan, M., *Essen Sie nichts, was Ihre Großmutter nicht als Essen erkannt hätte: Goldene Regeln für gute Ernährung* (München: Goldmann, 2017)

Pollan, M., *Kochen. Eine Naturgeschichte der Transformation* (München: Verlag Antje Kunstmann, 2015)

Pollan, M., *Das Omnivoren-Dilemma: Wie sich die Industrie der Lebensmittel bemächtigte und warum Essen so kompliziert wurde* (München: Goldmann, 2011)

Pollan, M., »Power Steer«, *The New York Times,* 31. März 2002

Preese, R., *Sins of the Flesh: A History of Ethical Vegetarian Thought* (Vancouver: UBC Press, 2008)

Schlosser, E., *Fast-Food-Gesellschaft: Fette Gewinne, faules System* (München: Riemann 2003)

Shelley, P. B., *A Vindication of a Natural Diet* (London: J. Callow, 1813)

Sinclair, U., *Der Dschungel* (Zürich: Unionsverlag, 2014)

Singer, P., *Animal Liberation: Die Befreiung der Tiere* (Erlangen: Harald Fischer Verlag, 2015)

Spencer, C., *The Heretic's Feast: A History of Vegetarianism* (Lebanon, NH: University Press of New England, 1995)

Stuart, T., *The Bloodless Revolution: A Cultural History of Vegetarianism from 1600 to Modern Times* (New York: W.W. Norton & Co, 2007)

Super Size Me, Regie Morgan Spurlock, The Con, Kathbur Pictures und Studio on Hudsen, 2004

Taft, C., *Millennial Vegan: Tips for Navigating Relationships, Wellness, and Everyday Life as a Young Animal Advocate* (Boston: Vegan Publishers, 2017)

Tuttle, W., *Ernährung und Bewusstsein. Warum das, was wir essen, die Welt nachhaltig beeinflusst* (Amerang: Crotona, 2014)

Walters, K., und Portmess, L., *Ethical Vegetarianism: From Pythagoras to Peter Singer* (Albany: SUNY press, 1999)

Bildnachweis

Autorin und Herausgeber haben sich bemüht, die Urheberrechtsinhaber aller verwendeten Abbildungen ausfindig zu machen und hier zu nennen. Fehler oder unbeabsichtigte Auslassungen bitten wir zu entschuldigen. In künftigen Auflagen können diese korrigiert werden.

o = oben, u = unten,
m = Mitte, l = links,
r = rechts

2 Reuters/Albert Gea

4–5 Daniel Acker/Bloomberg via Getty Images

6–7 Greg Vaughn/Alamy Stock Photo

8 James Gourley/REX/Shutterstock

9 Rose Wyles – The Vegan Nutritionist

10 o PA Images

10 b Said Khatib/AFP/Getty Images

11 Holly Farrier

12 Aerial Archives/Alamy Stock Photo

13 Daniel Acker/Bloomberg via Getty Images

14 l Gene Lester/Getty Images

14 r ClassicStock/Alamy Stock Photo

16–17 Bibliothèque Marguerite Durand, Paris

18 l Debra Guatelli-Steinberg

18 r Pia Bennike, V. Alexandersen, 1988/89

19 Matthieu Paley/National Geographic Creative

20 National Gallery of Art, Washington D.C., Woodner Collection, Gift of Andrea Woodner

21 l, c Leemage/UIG via Getty Images

21 r DEA/G. Dagli Orti/De Agostini/Getty Images

22 A. Abbas/Magnum Photos

23 Prisma Archivo/Alamy Stock Photo

24 The Trustees of The British Museum, London

25 Private Collection/The Stapleton Collection/Bridgeman Images

26 The Trustees of The British Museum, London

27 DEA/Getty Images

28 l, r Lindley Library, RHS, London/Bridgeman Images

28 m Private Collection/Bridgeman Images

29 Puschkin-Museum, Moskau/Bridgeman Images

30 Grand Show of Prize Vegetarians von John Leech, Punch, 1852

31 Penny Vegetarian Cookery von Thomas Low Nichols, 1891, überarbeitet von T. R. Allinson, University of Glasgow Library

32–33 The Battle Creek Sanitarium System von John Harvey Kellog, 1908, Columbia University Libraries

34 l Wellcome Collection, London

34 r Interfoto/Alamy Stock Photo

35 The Vegan Society

36 David Frohman

37 Spencer Grant/Getty Images

38 Victor Schonfeld Filme THE ANIMALS FILM. © Beyond the Frame Ltd.

39 Pictorial Press Ltd/Alamy Stock Photo

40 Purple Carrot, purplecarrot.com

41 Phil Rees/Alamy Stock Photo

42 SOPA Images Limited/Alamy Stock Photo

43 o Impossible Foods

43 u McDonald's

44–45 Daniel Acker/Bloomberg via Getty Images

46–47 Edwin Remsberg/Alamy Stock Photo

48 ol Andy Wong/AP/REX/Shutterstock

48 om Andrey Rudakov/Bloomberg via Getty Images

48 or, ul, um NTD TV

48 ur Itamar K.

49 Growth, efficiency, and yield of commercial broilers from 1957, 1978 und 2005, M. J. Zuidhof, B. L. Schneider, V. L. Carney, D. R. Korver und F. E. Robinson. Department of Agricultural, Food and Nutritional Science, University of Alberta, Edmonton, Canada

50 pipicato/Shutterstock

51 Thomas Trutschel/Photothek via Getty Images

52 o David McNew/Getty Images

52 u Jo-Anne McArthur/We Animals

53 Tony Karumba/AFP/Getty Images

54 Christian Adam/ullstein bild via Getty Images

55 o Spencer Tirey

55 u Jo-Anne McArthur/We Animals

56 Imagine China/REX/Shutterstock

57 Amel Emric/AP/REX/Shutterstock

58 Rick Dove

59 Reuters

60 European Medicines Agency, European Surveillance of Veterinary Antimicrobial Consumption, 2017 & Van Boeckel et al. 2015

61 Graphik von Timm Kekeritz, Daten von Arjen Hoekstra & Ashok Chapagain, Globalization of Water: Sharing the Planet's Freshwater Resources, 2008, Blackwell Publishing, Oxford

62 Bruno Barbey/Magnum Photos

63 l Pierre Gleizes/Greenpeace

63 r C. Ortiz Rojas/NOAA

64 l Lisa Noble/Getty Images

64 r nik wheeler/Alamy Stock Photo

65 Sharp/Travel Channel/Kobal/REX/Shutterstock

66 Sweet Potato Soul von Jenné Claiborne, sweetpotatosoul.com

67 David L. Ryan/The Boston Globe via Getty Images

68 o Evgeniy Salov/Alamy Stock Photo

68 u Patrick Pleul/DPA/PA Images

69 Planet Surf Camps

70 l Sophia Spring

70 r Alicia Grimshaw, About Time Magazine

71 l rawmanda.com

71 r Paris by Vegan, @parisbyvegan

72–73 Visions of America/UIG via Getty Images

74 Team Vinchay Running Club, teamvinchay.org

75 o Elena Schweitzer/Dreamstime.com

75 u Ziprashantzi/Dreamstime.com

76 Wellcome Collection, London

77 Temple of Seitan, templeofseitan.co.uk

78 Antonio Romero/Science Photo Library

79 l Victor de Schwanberg/Science Photo Library

79 r Lindsey Rose Johnson

80 Roger Ressmeyer/Corbis/VCG via Getty Images

81 dpa picture alliance/Alamy Stock Photo

82 Holger Hollemann/AFP/Getty Images

83 NeONBRAND, Sprouts Farmers Market

85 u imageBROKER/Alamy Stock Photo

86 StockFood Ltd./Alamy Stock Photo

87 ol, or, ul Yulli's Brews

87 or Alternation Brewing Company 88 VCG via Getty Images

89 l Nigel Roddis/Bloomberg via Getty Images

89 r Simon Dawson/Bloomberg via Getty Images

90 Reuters/Robert Pratta

91 Reuters/Jo Yong-Hak

92 Gaz Oakley

93 Ugly Vegan

94 o Nicolas Asfouri/AFP/Getty Images

94 u Lynn Betts/U.S. Department of Agriculture, Natural Resources Conservation Service

95 o NASA

95 u Liu Jin/AFP/Getty Images

96 www.Huguenotfarm.com

97 Veronique de Viguerie/Getty Images

98 Stefan Jeremiah/REX/Shutterstock

99 Lisa Wiltse/Bloomberg via Getty Images

100–101 Yuri Smityuk/TASS via Getty Images

102 Martin Parr/Magnum Photos

103 Graph from MEAT ATLAS, veröffentlicht von der Heinrich-Böll-Stiftung, Berlin (Deutschland) und Friends of the Earth Europe, Brüssel (Belgien), 2014

104 Catskill Animal Sanctuary, Saugerties, N.Y.

105 SWNS

106 Bowhunting.com

107 Florent Vergnes/AFP/Getty Images

108 Yasuyoshi Chiba/AFP/Getty Images

109 Reuters/Nacho Doce

110 Eddie Jim/The Sydney Morning Herald und The Age Photos

111 Food and Agriculture Organization of the United Nations, Global Livestock Environmental Assessment Model (GLEAM), http://www.fao.org/gleam/results/en. Abdruck genehmigt

112 o RGB Ventures/SuperStock/Alamy Stock Photo

112 u The Book Worm/Alamy Stock Photo

113 Andreas Solaro/AFP/Getty Images

114 Biosphoto/Alamy Stock Photo

115 Energy Kitchen

116 o Geert Vanden Wijngaert/AP/REX/Shutterstock

116 u Jean-Francois Monier/AFP/Getty Images

117 Stephanie Lecocq/EPA/REX/Shutterstock

118 ourworldindata.org/yields-and-land-use-in-agriculture (Source www.fao.org/faostat/en/#data)

119 Richard Kalvar/Magnum Photos

120 l Guang Niu/Getty Images

120 r batuhan toker/Alamy Stock Photo

121 Talyn Sherer, talynsherer.com

122–123 Richard Olsenius/National Geographic/Getty Images

124 o hadynyah/Getty Images

124 u Basia Kruszewska

125 Thomas Hoepker/Magnum Photos

126–127 Andreu Dalmau/EPA-EFE/REX/Shutterstock

128 Robert K. Chin – Storefronts/Alamy Stock Photo

129 Krista Schlueter

130 Jessica Reeder, jhfearless.com

131 U.S. Department of Agriculture

133 l GirlEatsWorld.co.uk

133 r Edd Dracott/PA Archive/PA Images

134 Photofusion/UIG via Getty Images

135 Dukas/UIG via Getty Images Shutterstock

135 o Banaras Khan/AFP/Getty Images

135 u Sabah Arar/AFP/Getty Images

Cover: *vorn* Marcel TB/Getty Images; *hinten* Jill Mead/Guardian/eyevine

Register

Hinweise auf Abbildungen sind **fett** gedruckt.

M

N

O

P

Q

R

S

Dank
Alle Bücher sind das Ergebnis umfänglicher Zusammenarbeit. Besonderen Dank schulde ich Jane Laing, Tristan de Lancey, Phoebe Lindsley und Isabel Jessop bei Thames & Hudson für das Verständnis, die Sachkenntnis und die Geduld, die erforderlich waren, um mit einer vielfach beanspruchten Autorin diesen Band zu produzieren. Etliche Freunde und Kollegen haben zu diesem Buch beigetragen, insbesondere Tara Duggan, Clare Leschin-Hoar, Urvashi Rangan und Kate Washington. Lebhafte Streitgespräche darüber, wer, was warum isst, sind nur ein kleiner Grund für meine große Dankbarkeit gegenüber Steven Wolf und Ernest Wolf.

Nachweis der im Buch verwendeten Zitate
S. 21 (oben): Ovid, *Die Metamorphosen,* S. 21 (unten): Plato, *Der Staat,* S. 25: Voltaire, *Philosophisches Wörterbuch,* S. 26: *Des Alexander Pope sämmtliche Werke mit William Warburtons Kommentar und Anmerkungen.* Achter Band, Mannheim 1779, S. 206, S. 27: Benjamin Franklin, *Autobiographie. Mit einem Nachwort von Klaus Harpprecht,* München: C. H. Beck 2010, S. 22 f., S. 29: Mary Shelley, *Frankenstein,* übersetzt von Heinz Widtmann, Leipzig: Verlag von Max Altmann 1912, S. 30: Henry David Thoreau, *Walden, oder: Leben in den Wäldern*, übersetzt von Wilhelm Nobbe, Berlin: epubli 2020, S. 32/33: Leo Tolstoi, *The First Step,* 1892, frei übersetzt, S. 33: Mahatma Gandhi, *India of my Dreams,* 1959, frei übersetzt, S. 35: Donald Watson, *The Vegan News,* 1944, frei übersetzt, S. 41: Natalie Portman in einem Interview mit *New Zealand Herald*, 5.5.2011, frei übersetzt, S. 134: Jean Anthelme Brillat-Savarin, *Physiologie des Geschmacks,* übersetzt von Carl Vogt, Braunschweig: Friedrich Vieweg und Sohn 1865

DK | Penguin Random House

Published by arrangement with
Thames & Hudson Ltd, London,
SHOULD WE ALL BE VEGAN?

General Editor Matthew Taylor
Text by Molly Watson
This edition first published in Germany in 2020 by
Dorling Kindersley Verlag GmbH, München

Für die deutsche Ausgabe:
Programmleitung Monika Schlitzer
Redaktionsleitung Dr. Kerstin Schlieker
Projektbetreuung Carola Wiese
Herstellungsleitung Dorothee Whittaker
Herstellungskoordination Ksenia Lebedeva
Herstellung Christine Rühmer

Übersetzung Ute Mareik
Lektorat Carmen Söntgerath

ISBN 978-3-8310-4023-0

Druck und Bindung DZS-Grafik, Slowenien

FSC www.fsc.org
MIX
Papier aus verantwortungsvollen Quellen
FSC® C112556

www.dk-verlag.de